Tarun Gaur
Roma Goswami
Sumit Makkar

Sucesso dos implantes

Tarun Gaur
Roma Goswami
Sumit Makkar

Sucesso dos implantes

ScienciaScripts

Imprint

Cover image: www.ingimage.com

This book is a translation from the original published under ISBN 978-620-2-30978-3.

Publisher:
Sciencia Scripts
is a trademark of
Dodo Books Indian Ocean Ltd. and OmniScriptum S.R.L publishing group

120 High Road, East Finchley, London, N2 9ED, United Kingdom
Str. Armeneasca 28/1, office 1, Chisinau MD-2012, Republic of Moldova, Europe
Printed at: see last page
ISBN: 978-620-2-66639-8

RECONHECIMENTO

Para começar, agradeço ao mais misericordioso e compassivo; o **DEUS ALTÍSSIMO**, pois acredito que Deus nos guia sempre através da escuridão para o caminho da luz. Gostaria também de reconhecer o apoio de algumas pessoas muito especiais e de lhes agradecer por uma série de razões.

É com imenso prazer e honra que aproveito esta oportunidade para expressar a minha profunda gratidão e reverência à minha estimada professora e orientadora**, a Dra. Roma Goswami,** Professora do Departamento de Dentisteria Protética e Coroa e Ponte, Subharti Dental College, Meerut, que se debruçou sobre várias versões preliminares do meu texto, fazendo sugestões críticas e colocando questões desafiantes. A sua experiência, orientação inestimável, encorajamento constante, atitude afectuosa, compreensão, paciência e crítica saudável acrescentaram consideravelmente à minha experiência. Sem a sua inspiração contínua, não teria sido possível concluir o meu trabalho.

Estou grato ao meu co-guia **Dr. Sumit Makkar** pelo seu incessante encorajamento e preciosos conselhos e por me ter sempre controlado e impedido de me desviar do bom caminho. Estou-lhe grato por me ter transmitido os seus vastos conhecimentos e experiência.

Os meus sinceros agradecimentos ao **Dr. S. P. Singh, Prof. e Diretor do** Departamento de Dentisteria Protética e Coroa e Ponte, Subharti Dental College and Hospital, Meerut, pelo seu apoio e motivação durante o meu período de pós-graduação.

Os meus sinceros agradecimentos ao **Dr. Rahul Bhayana,** ao **Dr. Sumit Aggarwal,** ao **Dr. Deepesh Saxena,** ao **Dr. Chandan Kr. Kusum, Dr. Rajiv Pal e Dr. Pratik Bhatnagar** pela sua cooperação, esforços incessantes e conselhos preciosos.
I would also like to thank my seniors, **(Dr. Anshul, Dr. Maneet, Dr. Avani, Dr. Neetu, Dr. Jasleen, Dr. Shagun, Dr. Bhumika, Dr. Shivang, Dr. Richa, Dr. Nitish and Dr. Deeksha;** os meus colegas, **Dr. Anubhav e Dr. Surbhi;** os meus colegas mais novos, **Dr. Anirudh, Dr. Raj, Dr. Anjum, Dr. Nivedita, Dr. Shama e Dr. Deepanshu)** pelo seu apoio e encorajamento.
Devo todo e qualquer sucesso aos meus pais, **o Sr. S.K. Gaur** e a minha mãe, a **Sra. Rekha Gaur**, cujas bênçãos sempre me ajudaram. A sua orientação e poder de determinação iluminaram sempre os meus pensamentos e acções. A sua convicção de nunca dizer "não" tem sido um lema para a minha realização. Estou-lhes eternamente grato

Gostaria de exprimir o meu profundo apreço pelo meu querido irmão**, Sr. Tushar Gaur**, pelo seu incentivo e apoio atempado, que sempre foi uma fonte de alegria para mim.

Dr. Tarun Gaur

ÍNDICE DE CONTEÚDOS

Capítulo 1

INTRODUÇÃO

Os implantes dentários são considerados um dos avanços científicos mais significativos na medicina dentária, sendo frequentemente utilizados na reabilitação de edentulismo total e parcial na maioria dos cenários clínicos. Branemark et al e Albrektsson et al introduziram e apresentaram dados a longo prazo sobre o sucesso dos implantes dentários. Registaram 90% de sobrevivência dos implantes ao longo de 10-15 anos de acompanhamento. Desde então, a utilização de implantes dentários para a reabilitação oral de pacientes total e parcialmente edêntulos alargou consideravelmente o âmbito da medicina dentária clínica, criando opções de tratamento adicionais em casos complexos em que a reabilitação funcional era anteriormente limitada ou inadequada.[1]

Num estudo clínico pormenorizado, Branemark relatou taxas de sucesso de 70% ou mais na maxila e de 75% ou mais na mandíbula. Atualmente, as taxas de sobrevivência dos implantes dentários de forma radicular endóssea variam entre 85% para próteses fixas e 95% ou mais para implantes unitários e próteses removíveis. A investigação em curso fornece informações valiosas para melhorar os materiais e as técnicas. Como resultado, Misch sugeriu recentemente a revisão do critério para uma taxa de sucesso a 5 anos de 75% (o critério estabelecido em 1978) para 90%, com uma taxa de sucesso de 85% durante 10 anos.[2]

Devido ao êxito notável, têm sido efectuadas várias investigações para descobrir os factores responsáveis pelo fracasso dos implantes. Apesar dos muitos avanços nas técnicas, materiais e desenho dos implantes, o potencial de insucesso clínico é uma preocupação significativa tanto para o dentista como para o doente. As taxas de sucesso dos implantes endósseos dependem do local do implante, de factores relacionados com o paciente, da perícia e discernimento do cirurgião e do tipo de implante colocado. Os quatro parâmetros mais frequentemente utilizados estavam relacionados com as fixações dos implantes, os tecidos moles peri-implantares, a prótese e a avaliação subjectiva do doente.[2]

Os critérios mais frequentemente reportados para o sucesso ao nível dos implantes foram a mobilidade, a dor, a radiolucência e a perda óssea peri-implantar (> 1,5 mm); os critérios para o nível dos tecidos moles peri-implantares foram a supuração, a hemorragia e a profundidade da bolsa de sondagem. Os critérios utilizados para avaliar o sucesso a nível protético foram a ocorrência de complicações técnicas/manutenção protética, função adequada e estética durante o período de cinco anos. Os critérios comunicados para avaliar o nível de satisfação do paciente foram o desconforto, a satisfação com a aparência e a capacidade de funcionar e mastigar.[3]

Os critérios comummente aceites para a avaliação do sucesso dos implantes foram propostos por Albrektsson e colegas (Albrektsson ***et al.,*** 1986), para identificar evidências clínicas de osseointegração bem sucedida e sobrevivência dos

implantes. Ao longo das últimas três décadas, o sucesso dos implantes tem sido avaliado pelas taxas de sobrevivência, estabilidade contínua da prótese, perda óssea radiográfica e ausência de infeção nos tecidos moles peri-implantares (Albrektsson ***et al.,*** 1986; Smith e Zarb, 1989; Buser ***et al.,*** 1990; Albrektsson e Zarb, 1998; Misch ***et al.,2QQB·,*** Annibali ***et al.,*** 2009).[3]
Alguns autores defendem que um implante bem sucedido é caracterizado principalmente pela ausência de dor, combinada com uma fixação rígida. Outros citam critérios mais específicos, como uma profundidade de sondagem inferior a 6,0 mm, perda óssea inferior a um terço da altura da crista, um índice de hemorragia mínimo, menos de duas semanas de peri-implantite e ausência de radiolucência no osso adjacente.[2]
Foram introduzidos novos parâmetros para avaliar o sucesso na obtenção de restaurações de implantes realistas. Estes incluem o estado de saúde e os tecidos moles peri-implantares de aspeto natural, bem como parâmetros protéticos, estética e satisfação do paciente. No entanto, a osseointegração continua a ser o parâmetro predominante na implantologia dentária. Parece lógico que a definição atual de critérios de sucesso deva ser abrangente, para incluir estes factores adicionais (Furhauser ***et al.,*** 2005; Meijer ***et al.,*** 2005; Annibali ***et*** a/.,2009; Belser ***et al.,*** 2009).[3]
Numa tentativa de aumentar a taxa de sucesso dos implantes, alguns investigadores utilizaram o controlo das propriedades da superfície para selecionar o tipo de células que interagem com o implante. Sabe-se que as células osteoblásticas aderem mais rapidamente a superfícies rugosas de titânio do que a superfícies lisas (Zhu et al., 2004; Puleo & Bizios, 1992). Apesar dos avanços na prostodontia, a explicação da influência da superfície do implante na osteointegração permanece incompleta.[4] As novas superfícies melhoram o sucesso dos implantes em pacientes com baixa qualidade e quantidade óssea. No entanto, ainda existe uma perda inexplicável de implantes. Vários trabalhos na literatura (Wennerberg, 1998; Tete et al., 2008; Suzuki et al. 2009; Stadlinger et al. 2008; Richards, 1996) descrevem a importância das propriedades da superfície do titânio na osseointegração dos implantes. Estes trabalhos estudaram a morfologia, a topografia, a rugosidade, a composição química, a energia da superfície, a composição da superfície, o potencial químico, a tensão residual, a existência de impurezas, a espessura da película de óxido de titânio e a presença de compostos metálicos e não metálicos na superfície. Os factores mencionados influenciam a concentração de células envolvidas na osteointegração. A importância deste trabalho reside no facto de, ao controlar a superfície, se poder reduzir o tempo de cicatrização do implante e de a interface osso-implante ter resistência mecânica suficiente para suportar as forças do ambiente oral (Schucker et al., 2006).[4]
Apesar da influência da forma do implante na estabilidade primária e na distribuição das cargas orais, não existe uma padronização do desenho do implante. Existem muitos implantes dentários no mercado com diferentes formas. Os implantes cilíndricos com rosca de parafuso são os mais utilizados. Com base na biomecânica

e em observações clínicas, verificou-se que os implantes cónicos têm uma maior capacidade de compressão do que os cilíndricos. Durante a inserção, o implante cónico induz tensões de compressão no osso e aumenta a estabilidade primária do implante. No entanto, o implante cónico não é adequado para todas as aplicações.[4]
O tratamento com implantes, utilizando diferentes sistemas de implantes, para restaurar maxilares edêntulos com pontes fixas de arcada completa, tem sido amplamente utilizado com bons resultados a longo prazo durante as últimas três décadas (Adell et al. 1981, 1990; Lindquist et al. 1996; Ekelund et al. 2003; Rasmusson et al. 2005; A° strand et al. 2008).[5] Outra questão que precisa de ser abordada é o resultado centrado no paciente e a satisfação do paciente com a prótese. Foi previamente proposta uma classificação dos resultados do tratamento com terapia de implantes dentários (Guckes ***et al.,*** 1996). Esta classificação, para além da longevidade/sobrevivência do implante, incluía aspectos do resultado do tratamento centrados no paciente, nomeadamente, impacto fisiológico, psicológico e económico. Para a avaliação dos resultados estéticos, foram propostos critérios objectivos como os Pink Esthetic Scores (PES) e os White Esthetic Scores (WES), mas estes não reflectem a opinião subjectiva do paciente sobre o resultado da terapia (Furhauser ***et*** al., 2005; Belser ***et al.,*** 2009). A avaliação objetiva do clínico e a perceção subjectiva do doente de um resultado bem-sucedido muitas vezes não concordam (Vilhjalmsson ***et al.,*** 2011). De acordo com Levi ***et al.,*** a satisfação do paciente com o tratamento geral deve ser classificada como boa ou excelente para que o resultado do tratamento seja considerado bem-sucedido (Levi ***et al.,*** 2003).[3]
As falhas podem ser divididas em falhas biológicas (relacionadas com processos biológicos) e falhas mecânicas dos componentes (incluindo fracturas de implantes, revestimentos, parafusos de ligação e próteses). Uma falha iatrogénica pode ser definida como uma falha caracterizada por um implante estável e osseointegrado, mas que, devido a um mau posicionamento, é impedido de ser utilizado como parte da unidade de ancoragem. Este grupo inclui também os implantes que têm de ser removidos devido à violação de estruturas anatómicas, como o nervo alveolar inferior. Outro grupo de falhas pode estar relacionado com a adaptação inadequada ou insuficiente do paciente (problemas psicológicos, estéticos e fonéticos).[6]
Esta dissertação apresenta uma visão geral da utilização clínica de implantes dentários. A literatura relativa aos critérios de sucesso ou insucesso dos implantes dentários e os factores que determinam estes resultados são revistos de forma crítica. Por fim, é apresentado um resumo dos factores que predispõem os implantes para o insucesso e dos factores que contribuem para o sucesso dos implantes.

Capítulo 2

TERMINOLOGIAS

1. IMPLANTE AILING: Um implante que pode demonstrar perda óssea com profundidades de sondagem clínicas mais profundas, mas que parece estar estável quando avaliado com um intervalo de 3-4 meses.
   Os implantes doentes são aqueles que apresentam perda óssea radiográfica sem sinais inflamatórios de mobilidade.
2. FALHA BIOLÓGICA: É definida como a inadequação dos tecidos do hospedeiro para estabelecer ou manter a osseointegração.
3. Implante falhado: Um implante que demonstra mobilidade clínica, uma radiolucência peri-implantar e um som surdo quando percutido. Um implante falhado não é funcional e tem de ser removido.
   São aqueles com perda óssea progressiva, com mobilidade clínica e que não estão a funcionar no sentido pretendido.
4. Implante falhado: É um implante que pode demonstrar perda óssea, aumento da profundidade de sondagem clínica, hemorragia à sondagem e supuração. A perda óssea pode ser progressiva.
   Os implantes que falham caracterizam-se por uma perda óssea progressiva, sinais de inflamação e falta de mobilidade.
5. FALHA IATROGÉNICA: Caracteriza-se por um implante estável e osseointegrado, mas que, devido a um mau posicionamento, é impedido de ser utilizado como parte da unidade de ancoragem.
6. FALHA DO IMPLANTE: É o primeiro momento em que o desempenho do implante, medido de alguma forma quantitativa, desce abaixo de um nível especificado e aceitável.
   É definida como a incapacidade total do implante para cumprir o seu objetivo (funcional, estético ou fonético) devido a razões mecânicas ou biológicas.
   É a inadequação do tecido hospedeiro para estabelecer ou manter a osseointegração.
7. OSSEOINTEGRAÇÃO: É a ligação funcional e estrutural direta entre o osso vivo e a superfície de um implante de suporte de carga.
   É um processo no qual uma fixação rígida de material aloplástico, clinicamente assintomática, é obtida e mantida no osso durante a carga funcional.
   É a ancoragem direta de um implante através da formação de tecido ósseo à volta dos implantes sem o crescimento de tecido fibroso na interface osso-implante.
8. IMPLANTES SOBREVIVENTES : Aplica-se aos implantes que ainda estão a funcionar, mas que não foram testados em função dos critérios de sucesso.

Capítulo 3

REVISÃO DA LITERATURA

Lekholm et al (1999)[7] efectuaram um estudo sobre o sistema de implantes Bra°nemark, que são utilizados para tratar o edentulismo parcial e apresentaram excelentes taxas de sobrevivência durante 10 anos de acompanhamento. Um total de 127 pacientes parcialmente edêntulos, tratados de acordo com o protocolo Branemark, foram seguidos durante 10 anos após a conclusão do tratamento protético. A idade média destes pacientes era de 50 anos, variando entre os 18 e os 70 anos, e 54 dos pacientes eram do sexo masculino. Foram colocados 461 implantes em 56 maxilares e 71 mandíbulas. Em 125 pacientes, 163 próteses parciais fixas foram fixadas aos implantes; a maioria das próteses (83%) estava localizada em regiões posteriores. No presente relatório, foi avaliada a sobrevivência dos implantes, a estabilidade das próteses, as condições de saúde marginal dos implantes e as complicações. A estabilidade da prótese foi medida utilizando um sistema de classificação percentual com base em 3 níveis funcionais: ***(1)*** restaurações originais em função; ***(2)*** função contínua da prótese, incluindo próteses originais e refeitas; e ***(3)*** função protética comprometida ou falhada, ou seja, o paciente voltou temporária ou permanentemente a utilizar restaurações fixas suportadas por dentes ou próteses parciais removíveis. As condições ósseas à volta dos implantes foram avaliadas através de radiografias intra-orais. A saúde gengival foi avaliada utilizando um Índice de Sangramento do Sulco modificado (graus 0, 1 e 2), de acordo com Muhlemann e Filho. As complicações observadas foram contadas e relatadas para cada paciente uma vez por ano. No final do período de 10 anos, a taxa de sobrevivência global dos implantes foi de 92,6%, ou seja, taxas de sobrevivência cumulativas dos implantes de 90,2% e 93,7% para a maxila e a mandíbula, respetivamente. Os implantes de diâmetro mais curto perderam-se mais frequentemente do que os de diâmetro mais longo, enquanto que não se perderam quaisquer implantes de diâmetro largo. A maioria dos implantes perdidos (n = 26) falhou antes da conexão da prótese e durante os primeiros 1 a 2 anos em função, enquanto apenas 4 implantes, colocados nos maxilares de 3 pacientes, foram perdidos durante o último período de 5 anos. Das próteses fixas originais, 63% (cumulativamente 86,5%) ainda estavam em uso, enquanto o nível de função da prótese cumulativa contínua, incluindo restaurações primárias e refeitas, era de 94,3% no final do período de avaliação. Verificou-se uma tendência para uma taxa de insucesso mais elevada para as restaurações suportadas por 4 ou mais implantes do que para as suportadas por 3 ou mais unidades, em contraste com relatórios anteriores. A reabsorção óssea marginal nos implantes foi baixa (média = 0,7 mm), o índice de sangramento gengival foi 0 em 80% dos locais e grau 1 ou 2 em 9%. Foi observada uma boa saúde periodontal e uma reabsorção óssea marginal mínima.

Van Steenberghe et al (2001)[8] realizaram um estudo para avaliar o efeito dos factores oclusais, da higiene oral, do sexo e da idade na manutenção a longo prazo da altura do osso alveolar em redor de implantes de titânio de superfície maquinada em forma de parafuso, comercialmente puros (c.p.), que suportam sobredentaduras mandibulares articuladas. Neste estudo retrospetivo, foi efectuado um acompanhamento a longo prazo (4, 8 e até 12 anos) destas sobredentaduras implanto-suportadas. Foi instalado um total de 316 implantes (287 implantes padrão e 29 implantes autoperfurantes do sistema Branemark) em 158 pacientes; além disso, foram instalados 20 implantes provisórios, para fazer face a possíveis falhas dos implantes. Para cada paciente, foram registados todos os dados clínicos relevantes e foram efectuadas medições da altura do osso marginal à volta dos implantes em radiografias intra-orais. Na conexão do pilar (ano 0 = linha de base) e nas visitas de recordação 4, 8 e 12 anos mais tarde, a higiene oral foi registada utilizando o índice de gengivite (Muhlemann & Son 1971) e o índice de placa (Sillness & Loe 1964). Foram efectuadas radiografias intra-orais com uma técnica de paralelismo rigoroso para avaliar o nível ósseo marginal. Os resultados indicaram que apenas o fator "tempo" teve uma influência significativa na perda óssea marginal. A idade e o sexo dos pacientes, o estado dentário/protético no maxilar antagonista, as variáveis de higiene oral e a localização dos implantes não tiveram qualquer efeito significativo. A taxa de sucesso cumulativa muito elevada de 98,7% aos 4 anos, 98,7% aos 8 anos e 97,2% aos 12 anos e a perda óssea marginal limitada (em média 1,7 mm) após 12 anos, encorajaram este tipo de tratamento com este tipo de implantes. Verificou-se um aumento significativo da perda óssea dos 4 para os 8 anos e dos 4 para os 12 anos, enquanto que entre os 8 e os 12 anos não se registou qualquer diferença significativa. Os autores concluíram que a elevada taxa de sucesso e a mínima reabsorção óssea marginal indicavam que a reabilitação da arcada mandibular com overdentures era uma modalidade de tratamento fiável.

Leonhardt (2002)[9] efectuou um estudo para avaliar o acompanhamento longitudinal de implantes de titânio osseointegrados em pacientes parcialmente dentados, através de parâmetros clínicos, radiográficos e microbiológicos, com o objetivo de avaliar possíveis alterações na saúde peri-implantar ao longo do tempo. Foram incluídos no estudo 15 indivíduos tratados com implantes de titânio, ad modum Branemark, e seguidos durante dez anos. Dez anos antes, os pacientes tinham sido afectados por periodontite avançada e tinham recebido os seus implantes após o tratamento desta condição. A taxa de sobrevivência dos implantes após dez anos foi de 94,7% (93,5% para a maxila e 96,2% para a mandíbula), tendo sido perdidos apenas 3 implantes durante o acompanhamento. A perda óssea foi de 1,7 mm, utilizando a junção pilar-fixa como ponto de referência. Dos indivíduos, 50% eram positivos para a presença de placa bacteriana nos implantes. A hemorragia à sondagem do sulco estava presente em 61% das superfícies dos implantes. Dez anos antes, os indivíduos tinham sido portadores de patógenos periodontais putativos, tais como Porphyromonas gingivalis, Prevotella intermedia, Actinobacillus actinomycetemcomitans, Capnocytophaga spp. e Campylobacter rectus, e também eram portadores destas espécies no exame atual. Concluiu-se que a presença destes putativos agentes patogénicos periodontais nos implantes pode não estar associada a um tratamento de implantes deficiente. Estas espécies faziam muito provavelmente parte da microbiota residente normal da maioria dos indivíduos e podem, por conseguinte, ser encontradas aleatoriamente em locais peri-implantares estáveis e em progressão

Karoussis et al (2OO4)[10] efectuaram um estudo para comparar as taxas de sobrevivência, as taxas de sucesso e a incidência de complicações biológicas utilizando três designs de implantes diferentes dos sistemas de implantes dentários ITI. Em 89 pacientes dentários tratados exaustivamente, foi instalado um total de 112 implantes de parafuso oco (HS), 49 implantes de cilindro oco (HC) e 18 implantes de cilindro oco angulado (AHC), dependendo do volume ósseo disponível e de acordo com as necessidades protéticas. As supra-estruturas consistiram em coroas unitárias ou próteses parciais fixas (FPD), que foram colocadas entre 4 e 6 meses após a cirurgia. Um e 10 anos após a colocação cirúrgica, foram avaliados os parâmetros clínicos e radiográficos. Os critérios de sucesso aos 10 anos foram estabelecidos em: profundidade de sondagem da bolsa (PPD) inferior ou igual a 5 mm, hemorragia à sondagem (BoP) --, perda óssea < 0,2 mm anualmente. Com o método de Kaplan-Meier, as taxas de sobrevivência foram corretamente estimadas em 92,4%. Para os HSs, a taxa de sobrevivência cumulativa foi de 95,4%, para os HCs de 85,7% e para os cilindros ocos angulados (AHC) de 91,7%. Com os critérios de sucesso acima definidos, foi identificada uma taxa de sucesso para HS de 74%, para HC de 63% e para AHC de 61% aos 10 anos. No entanto, incluindo a definição de PPD menor ou igual a 6 mm, BoP - e perda óssea < 0,2 mm anualmente para o sucesso, as taxas de HS foram de 78%, de HC de 65% e de AHC de 67%, respetivamente. Baseando os critérios de sucesso apenas em parâmetros clínicos (sem análise radiográfica), tais como: PPD menor ou igual a 5mm e BoP -, as taxas de sucesso aumentaram para 90%, 76% e 89%, respetivamente. Com PPD menor ou igual a 6mm e BoP- como critérios de sucesso escolhidos, as taxas respectivas foram de 94%, 82% e 94% para os implantes HS, HC e AHC, respetivamente. Os implantes ITI HS (Hollow Screw) apresentaram uma taxa de sobrevivência e sucesso mais elevada e menos ocorrências de complicações biológicas quando comparados com os implantes ITI HC (Hollow Cylinder). Foi identificada uma taxa de sobrevivência significativamente mais elevada, bem como uma incidência significativamente mais baixa de peri-implantite nos implantes dentários ITI® de parafuso oco após 10 anos de serviço, em comparação com os implantes dentários ITI® de cilindro oco (95,4% vs. 85,7%; 10% vs. 29%).

Carlsson et al (2006)[11] avaliaram os resultados a longo prazo de próteses fixas suportadas por implantes no maxilar e na mandíbula. Durante o período de acompanhamento, registou-se pouca perda óssea marginal em redor dos implantes, que foi semelhante entre a maxila e a mandíbula. Os resultados do estudo foram considerados um sucesso. Todas as perdas de implantes ocorreram antes da colocação das próteses, o que leva a concluir que houve falha no processo de osseointegração. Os pacientes fumadores apresentaram maior reabsorção óssea em comparação com os não fumadores. Os participantes eram 44 pacientes edêntulos que foram acompanhados por um período de 15 anos após o tratamento com uma prótese fixa implanto-suportada na mandíbula. Treze deles receberam também uma prótese fixa implanto-suportada na maxila, em média 4,5 anos após o tratamento mandibular. Todos os pacientes tinham usado próteses completas em ambos os maxilares durante pelo menos 1 ano antes de consultarem ou se dirigirem à Clínica Dentária da Faculdade de Odontologia da Universidade de Gotemburgo para um possível tratamento com próteses fixas sobre implantes osseointegrados devido a dificuldades graves com as próteses removíveis. O nível ósseo peri-implantar foi medido em radiografias intra-orais. Os resultados a longo prazo do tratamento com implantes foram bem sucedidos e apenas 1% (3/273) dos implantes foram perdidos na mandíbula e 7% (5/75) na maxila. Todas as falhas, exceto uma, ocorreram antes da conexão das próteses. A perda média de osso marginal à volta dos implantes foi pequena (menos de 1 mm num período de 10 anos após a colocação do implante), ou seja, 0,9 mm em cada maxilar 10 anos após a colocação da prótese suportada por implantes. A maior parte da perda óssea, em média 0,5 mm em ambos os maxilares, ocorreu durante o 1st ano; depois disso, a perda óssea média foi inferior a 0,05 mm por ano. No entanto, a variação individual foi relativamente grande. Não houve diferença significativa na perda óssea marginal entre aqueles que tinham uma prótese completa maxilar durante todo o período de observação e aqueles que tinham recebido uma prótese fixa maxilar suportada por implantes. Os fumadores perderam mais osso periimplantar do que os não fumadores; a diferença foi significativa na mandíbula, mas pequena e não significativa na maxila.

A°strand et al (2008)[12] efectuaram um estudo para investigar o resultado do tratamento com implantes e próteses fixas em maxilares edêntulos após 20 anos, com especial referência à taxa de sobrevivência de implantes e próteses e à frequência de peri-implantite. O material do paciente foi um grupo de pacientes tratados no início da década de 1980. O grupo de pacientes original incluía os primeiros 48 pacientes consecutivos tratados com próteses suportadas por implantes na Universidade de Umea. Todos os pacientes eram desdentados num ou dois maxilares. Dois destes 48 pacientes tinham implantes nos maxilares superior e inferior, resultando em 50 maxilares tratados (17 maxilares e 33 mandibulares). Aquando do planeamento deste estudo, 20 anos após o tratamento, 19 dos 48 pacientes já tinham falecido. Dos 29 pacientes ainda vivos, 21 pacientes com um total de 23 próteses suportadas por implantes puderam ser examinados clínica e radiograficamente. Oito pacientes (com 44 implantes) não puderam comparecer ao exame devido à idade e/ou doença. Todos os pacientes foram tratados ad modum

Branemark® (Nobel Biocare AB, Goteborg, Suécia) com um procedimento cirúrgico em duas fases. Os implantes tinham uma superfície torneada. As conexões do pilar foram efectuadas 3 a 4 meses após a inserção do acessório na mandíbula e após um mínimo de 6 meses na maxila. As próteses foram fabricadas com uma estrutura de liga de ouro e dentes artificiais em acrílico. Os 21 pacientes (com 23 próteses de implantes) examinados tinham, na altura do tratamento, 123 implantes (27 no maxilar superior e 96 no maxilar inferior) inseridos. Na presente investigação (2024 anos após o tratamento), foram efectuados os seguintes registos clínicos: (1) estabilidade das próteses (remoção das próteses apenas em caso de sinal de perda de osteointegração ou mobilidade da ponte), (2) profundidade da bolsa (quatro superfícies), (3) hiperplasia da mucosa peri-implantar e outras lesões dos tecidos moles (vestibular e lingual), (4) placa bacteriana (quatro superfícies) e (5) hemorragia à sondagem (quatro superfícies). O nível ósseo marginal foi avaliado através de exames radiográficos intra-orais efectuados com técnica paralela. Apenas um destes implantes foi perdido (cerca de 2 anos após a carga), o que representa uma taxa de sobrevivência de 99,2%. Ocorreram alterações muito pequenas no nível ósseo marginal. Entre os exames de 1 e 20 anos, a perda óssea média foi de 0,53 mm e o nível ósseo médio no exame final foi de 2,33 mm abaixo do ponto de referência. A placa bacteriana foi encontrada em 22% das superfícies dos implantes e a hemorragia à sondagem em 20%. O número de implantes com hemorragia numa ou mais superfícies foi de 55 (45%). A profundidade média da bolsa foi de 3,4 mm. Na maioria dos implantes (83%), era inferior a 4 mm e apenas oito implantes tinham profundidades de bolsa >5 mm. Quatro doentes com cinco implantes apresentavam uma perda óssea em forma de cratera ou tipo copo. Três destes implantes apresentavam também uma hemorragia à sondagem, o que constituiu o diagnóstico de peri-implantite. Este acompanhamento ao longo de duas décadas de próteses implanto-suportadas demonstrou um prognóstico muito bom para o tratamento efectuado. Concluiu-se que, uma vez que as frequências de peri-implantite, falhas de implantes, ou outras complicações eram muito pequenas, e o conceito de tratamento original de cirurgia em duas fases e superfície torneada dos implantes daria muito bons resultados.

Ma et al (2010)[13] estudaram que as próteses do tipo overdenture suportadas por dois implantes isolados apresentaram baixa reabsorção óssea marginal a longo prazo. As perdas ósseas que ocorreram foram consideradas fisiológicas e ocorreram de forma mais notória no primeiro ano de carga protética. Uma coorte de 106 participantes edêntulos (idade média: 65 anos) foi tratada com overdentures mandibulares de dois implantes que se opunham a próteses maxilares completas. Os participantes foram distribuídos aleatoriamente por três grupos de protocolos de carga, utilizando quatro sistemas de implantes; foi efectuada uma cirurgia de fase única para todos os participantes, seguida de uma prótese não implantada utilizando seis sistemas de fixação diferentes. O grupo de carga convencional envolveu um protocolo de carga de 12 semanas, enquanto os grupos de carga precoce foram divididos em protocolos de carga de 2 e 6 semanas. Foram atribuídos doze pacientes a cada protocolo de carga, exceto ao grupo Branemark de 2 semanas, ao qual foram atribuídos apenas 10 pacientes devido a limitações de financiamento, não permitindo a atribuição aos grupos de carga de 6 e 12 semanas. Os participantes foram ainda distribuídos aleatoriamente por um de quatro sistemas de implantes diferentes. Um destes sistemas de implantes utilizou uma superfície de implante de titânio torneada (implante cónico original Branemark, Nobel Biocare). Os outros três sistemas de implantes (Southern Implants; Steri-Oss, Nobel Biocare; e Straumann) tinham superfícies de titânio rugosas em diferentes graus: jato de areia, gravado com ácido; gravado com ácido, maquinado; e jato de areia, grão grande, gravado com ácido (SLA), respetivamente. Cada participante recebeu um dos seis diferentes sistemas de fixação de sobredentadura. Radiografias intra-orais padronizadas tiradas na linha de base (carga) e aos 1,2,3,5,8 e 10 anos avaliaram os níveis ósseos marginais mesialmente e distalmente a partir de pontos de referência sob ampliação. Setenta e nove participantes (74,5%, idade média: 72 anos) estavam disponíveis para a avaliação de 10 anos. As diferenças na perda óssea entre diferentes protocolos de carga, superfícies de implante e sistemas de fixação foram testadas utilizando testes de qui-quadrado e análise de variância unidirecional. A perda óssea marginal média para a coorte durante o primeiro ano de carga foi de 0,21 ± 0,25 mm, com um pequeno aumento para 0,29 ± 0,53 mm no 10º ano. Durante o primeiro ano de carga, registou-se uma maior perda óssea marginal com o protocolo de carga de 2 semanas, que foi estatisticamente significativa em comparação com os protocolos de carga de 6 ou 12 semanas. O grupo de carga de 2 semanas (0,48 ± 0,62 mm) continuou a apresentar a perda óssea marginal mais elevada ao longo do estudo, e a diferença na medição foi estatisticamente significativa em comparação com o grupo do protocolo de carga de 6 semanas (0,15 ± 0,42 mm) no ano 10. Diferentes superfícies de implante foram associadas à quantidade de perda óssea marginal média registada. Os implantes Branemark cónicos com uma superfície torneada apresentaram uma perda óssea marginal significativamente mais elevada durante o primeiro ano de carga do que os implantes Steri-Oss (gravados com ácido, maquinados) e os implantes Southern (jato de areia, gravados com ácido). Os implantes Steri-Oss registaram um ganho ósseo de 0,02 ± 0,28 mm no 3º ano. Os implantes Branemark apresentaram a maior perda óssea marginal ao ano 10, que foi significativamente superior à dos implantes Steri-Oss e dos implantes Straumann. Ocorreu uma perda óssea marginal mínima, dependente do tempo e a longo prazo, com todos os protocolos de carga. A perda óssea marginal anual progrediu a níveis baixos após o primeiro ano, com episódios de perda e ganho ósseo. A quantidade de perda óssea marginal no primeiro ano de carga diferiu significativamente consoante o protocolo de carga e a superfície do implante, enquanto o sistema de fixação teve uma influência menor. As diferenças não se reflectiram nas taxas de sucesso calculadas utilizando critérios padrão.

Gotfredsen et al (2012)[14] efectuaram um estudo para avaliar os resultados biológicos e técnicos de implantes dentários unitários colocados precocemente e tardiamente após 10 anos de seguimento. Vinte pacientes consecutivos que necessitavam de uma substituição de um único dente na maxila anterior foram incluídos neste estudo. Dez implantes foram colocados com um protocolo de colocação precoce, ou seja, 4 semanas após a extração do dente, enquanto que os outros 10 implantes foram colocados com um protocolo de colocação retardada convencional, por exemplo, 12 semanas após a extração do dente. Os pacientes foram divididos em dois grupos: um grupo de colocação precoce de implantes (grupo A) e um grupo de colocação diferida (grupo B). Cada grupo era constituído por cinco homens e cinco mulheres com uma idade média de 35 anos (variação 19-59) no grupo A e 31 anos (variação 18-57) no grupo B. . Cada doente recebeu um implante Astra Tech ST de 4,5 mm de diâmetro (Astra Tech AB, Molndal, Suécia) com um comprimento de 11, 13 ou 15 mm. Os exames de base foram efectuados 1 a 2 semanas após a cimentação das coroas metalo-cerâmicas. No exame inicial e nas reavaliações anuais, foram registados os seguintes parâmetros clínicos: dor na região do implante, mobilidade do implante, presença ou ausência de placa adjacente à coroa do implante e qualquer mucosite à volta das reconstruções do implante (classificada como hemorragia à sondagem até uma profundidade de cerca de 2 mm abaixo das margens do tecido mole). Todos os implantes ainda estavam in situ após 10 anos. A taxa de sobrevivência cumulativa dos implantes foi de 100%. Duas coroas suportadas por implantes foram refeitas devido a fracturas de cerâmica. A taxa de sobrevivência das coroas aos 10 anos foi de 90%. Não foram encontradas diferenças significativas nas taxas de sobrevivência dos implantes entre os protocolos precoce e tardio, relativamente à retenção de placa, mucosite ou níveis de osso marginal. Após 10 anos, a perda média de osso marginal em ambos os lados dos implantes foi inferior a 1,0 mm nos dois grupos. Durante o intervalo de 10 anos,

1 paciente perdeu mais de 2 mm de osso marginal, 3 pacientes perderam entre 1,0 mm e 1,4 mm de osso e 16 pacientes perderam menos de 1,0 mm de osso como uma média da perda óssea mesial e distal. A avaliação centrada no doente demonstrou pontuações VAS médias de 9,3 e 9,4 para a função do implante 3 anos após a data de referência. Estes valores médios desceram para 8,4 e 8,3 após 10 anos. As pontuações médias da EVA estética após 3 anos foram de 9,8 e 8,8 para os grupos A e B, respetivamente. Estas pontuações respectivas foram reduzidas para 7,9 e 7,3 após 10 anos

Degidi et al (2012)[15] realizaram um estudo prospetivo para avaliar o desempenho ao longo de 10 anos dos implantes TiUnite que suportam próteses fixas colocadas com uma abordagem de carga imediata em locais pós-extractivos e cicatrizados. Todos os pacientes receberam uma restauração provisória fixa suportada por implantes auto-roscantes de carga imediata de desenho paralelo com uma superfície TiUnite anodizada porosa e uma conexão hexagonal externa. Foram incluídos casos cicatrizados e pós-extractivos. A taxa de sucesso e de sobrevivência das restaurações e dos implantes, as alterações no nível ósseo marginal peri-implantar, as medições da profundidade de sondagem, as complicações biológicas ou técnicas e qualquer outro evento adverso foram registados no acompanhamento anual até 10 anos após a cirurgia. Um total de 210 implantes cumpriu os critérios de inclusão e foram colocados consecutivamente em 59 pacientes. Quarenta e sete (22,38%) implantes foram perdidos devido ao facto de o paciente que foi chamado se ter recusado a comparecer no seguimento planeado de 10 anos. Cinco em 210 (2,38%) implantes foram perdidos. No seguimento final, a perda óssea marginal média acumulada e a profundidade de sondagem foram, respetivamente, 1,93 mm (SD 0,40) e 2,54 mm (SD 0,44) para os implantes colocados em locais cicatrizados (n = 84); 1,98 mm (SD 0,37) e 2,63 mm (SD 0,39) para os implantes colocados em locais pós-extractivos (n = 74). As restaurações examinadas atingiram uma taxa de sucesso cumulativa de 65,26% e uma taxa de sobrevivência de 97,96%. Os implantes colocados em locais cicatrizados e pós-textractivos, respetivamente, atingiram uma taxa de sobrevivência cumulativa de 98,05% e 96,52%. Os autores concluíram que se podem esperar resultados positivos em termos de manutenção óssea numa perspetiva de longo prazo, utilizando implantes de carga imediata com uma superfície anodizada porosa TiUnite, tanto em locais pós-extractivos como em locais cicatrizados, quando se mantêm níveis adequados de higiene oral.

Deporter et al (2012)[16] realizaram um estudo ao longo de 10 anos para atualizar os resultados de um ensaio clínico de implantes dentários curtos press-fit, sinterizados e com superfície porosa que foram colocados na mandíbula posterior de pacientes parcialmente edêntulos. Os implantes utilizados tinham comprimentos totais (incluindo regiões de colarinho transgengival) de 7 ou 9 mm com comprimentos intra-ósseos concebidos (comprimentos da superfície sinterizada em contacto com o osso) de 6 ou 8 mm. Foram colocados quarenta e oito implantes em 24 pacientes, a maioria dos quais substituiu dentes molares, e o rácio médio coroa/raiz foi de 1,4. Ao longo de 10 anos de função do implante, 2 pacientes com 3 implantes morreram e 3 pacientes com 4 implantes perderam o seguimento. As taxas de sobrevivência e sucesso foram ambas de 95,5%. Dois implantes falharam; a perda óssea crestal cumulativa média (medida a partir da interface implante-pilar) para os restantes implantes foi de 1,2 mm. A perda óssea crestal não foi afetada pelo rácio coroa/raiz, pelo desenho da prótese ou pelo facto de um implante ser a unidade mais distal num sextante. No entanto, registou-se uma maior perda de crista óssea quando os implantes foram opostos por implantes em vez de por dentes naturais. Assim, concluiu-se que os implantes curtos SPS oferecem uma solução efectiva e previsível para o edentulismo parcial na região posterior da mandíbula, desde que exista espessura óssea e gengiva queratinizada peri-implantar.

Ravald et al (2012)[5] efectuaram um estudo para avaliar o resultado a longo prazo de pacientes edêntulos tratados com implantes Astra Tech TiΘblast surface ou Bra°nemark turned. Os pacientes foram chamados para exame após 12-15 anos. Dos 66 pacientes iniciais, 46 estavam disponíveis para exame. Foram efectuadas radiografias intra-orais para avaliação do nível ósseo. Foram registadas as condições clínicas das próteses, o número de implantes sobreviventes, a estabilidade dos implantes, as pontuações de placa, as profundidades das bolsas de sondagem, a hemorragia e o pus após a sondagem. O exame clínico foi iniciado com a obtenção de fotografias intra-orais, seguidas de um exame radiográfico intra-oral utilizando uma técnica de paralelização, tendo sido registada a condição da ponte e a presença de qualquer complicação protética. A ocorrência de placa visual foi registada nas superfícies mesial, distal, vestibular e lingual de cada implante. Após a remoção da ponte, a profundidade de sondagem da bolsa, a hemorragia à sondagem e a presença de pus após a sondagem foram registadas nas superfícies correspondentes. A profundidade da bolsa foi medida com uma sonda periodontal. A presença ou ausência de mucosa periimplantar queratinizada vestibular e lingual foi registada em todos os implantes. A estabilidade dos implantes foi avaliada com uma pinça. Foi efectuada uma análise das alterações do nível ósseo durante o período total de observação. Não foi encontrada qualquer diferença estatisticamente significativa na perda de implantes ou na alteração do nível ósseo. Dezasseis por cento dos doentes da Astra Tech e 29% dos doentes da Bra°nemark apresentaram, pelo menos, um implante com perda óssea de 2 mm após o primeiro ano em função. A prevalência correspondente ao nível do implante foi de 6% e 5%, respetivamente. Não foram encontradas diferenças significativas entre as outras variáveis examinadas. Dois pacientes apresentaram complicações protéticas da construção supra que necessitavam de reparação. Sete pontes apresentavam pequenas lascas de cerâmica. O tratamento com implantes Astra Tech TiO blast e implantes torneados Bra°nemark que suportam pontes de arcada completa apresentou, em geral, bons resultados clínicos com um número reduzido de implantes com perda óssea marginal indicativa de peri-implantite. Não foram encontradas diferenças significativas entre os sistemas de implantes após 12-15 anos em termos de função.

Rocci et al (2012)[17] efectuaram um estudo para relatar os resultados clínicos e radiográficos a 10 anos de um protocolo de tratamento de carga imediata que incluía cirurgia sem retalho. Os critérios de sobrevivência para os implantes foram ***(1)*** ausência de zonas radiolúcidas, ***(2)*** ancoragem bem-sucedida de uma prótese funcional, ***(3)*** estabilidade individual confirmada (após pelo menos 6 meses de carga com o provisório) e ***(4)*** ausência de supuração, dor ou processos patológicos em curso. Todos os implantes que não cumpriram os critérios de sobrevivência foram classificados como fracassos. Quarenta e seis pacientes foram tratados com 97 implantes Mk IV (Nobel Biocare) com carga imediata e superfície maquinada no maxilar. Pré-cirurgicamente, foi criado um modelo tridimensional do tecido mole e da anatomia do osso alveolar subjacente de cada paciente e foi fabricada uma férula cirúrgica. Foi utilizado um mucótomo circular para perfurar um orifício de 5 mm na mucosa para evitar a elevação do retalho. Foram efectuados exames de controlo no dia da cirurgia e 1, 2, 3, 6, 8 e 10 anos após a cirurgia. Todos os locais de implantes preparados tinham paredes ósseas vestibulares e linguais intactas. As restaurações provisórias pré-fabricadas mostraram uma excelente adaptação. Nove implantes falharam no prazo de 8 semanas após a carga, resultando numa taxa de sobrevivência cumulativa de 91% após 10 anos de carga. As taxas de sobrevivência foram de 94% para implantes que suportam próteses parciais e 81% para implantes que suportam restaurações unitárias. A reabsorção óssea marginal média foi de 1 mm durante o primeiro ano, 0,4 mm durante o segundo ano e 0,1 mm durante o terceiro ano e após 10 anos. A taxa de sobrevivência inalterada e a baixa perda óssea média após 10 anos confirmaram a viabilidade de um protocolo de tratamento de carga imediata no maxilar que incluía cirurgia sem retalho.

Amir Moeintaghavi et al (2012)[18] estudaram a relação entre o tipo de implante e o sucesso em pacientes parcialmente edêntulos após um período funcional de 3-8 anos. Oitenta e oito pacientes (idade média, 52 anos) com 268 implantes (110 BioHorizons, 60 ITI, 60 Paragon, 18 Xive, seis 3i, e 19 Allfit) participaram neste estudo retrospetivo de 5 anos. Todos os implantes tinham um comprimento mínimo de 9 mm e um diâmetro mínimo de 3,3 mm, com base no volume ósseo disponível. Foi efectuada uma abordagem cirúrgica de 1 fase em 60 implantes. Todos os outros implantes foram cicatrizados com uma abordagem cirúrgica de 2 fases. Os implantes foram deixados a cicatrizar durante pelo menos 3 meses antes do fabrico da prótese. Foram efectuadas radiografias dentárias padronizadas no início do estudo, 12 semanas, 1 ano e no momento do estudo para medir a quantidade de osso peri-implantar durante o período do estudo. Os tecidos peri-implantares foram examinados utilizando os seguintes parâmetros clínicos: tendência de hemorragia com o índice de hemorragia sulcular, profundidade de sondagem peri-implantar (PPD) e perda óssea marginal peri-implantar (BL). Foi utilizado um critério modificado de Albrektsston (1989) para avaliar o sucesso do implante. Um implante foi considerado como tendo falhado quando uma das seguintes condições estava presente: (1) radiolucência peri-implantar, (2) qualquer sinal de mobilidade, ou (3) sinais ou sintomas de dor ou infeção à volta do implante. A mobilidade do implante foi testada utilizando as pegas de 2 espelhos dentários. A significância estatística foi definida para $P < 0,05$. A profundidade de sondagem peri-implantar foi associada a perda óssea e hemorragia à sondagem. A falha do implante não foi associada à marca do implante. Os valores máximos (ou mínimos) da profundidade de sondagem peri-implantar e da perda óssea foram observados nas regiões anteriores (ou pré-molares). A hemorragia máxima (ou mínima) à sondagem foi observada na região posterior (ou anterior). Não foram observadas diferenças significativas entre os diferentes sistemas em termos de insucesso dos implantes.

Mertens et al (2012)[19] O objetivo deste estudo foi avaliar a sobrevivência a longo

prazo e as taxas de sucesso de implantes curtos em rebordos alveolares gravemente atróficos que retêm restaurações durante um período de 10 anos. Neste estudo, os implantes de 8 mm e 9 mm foram inseridos em rebordos alveolares atróficos de acordo com o protocolo do fabricante para a respectiva qualidade óssea e carregados após 3 meses de cicatrização. As restaurações protéticas foram suportadas apenas por implantes curtos (não em combinação com implantes mais longos). Após um período médio de observação de 10,1 anos (± 1,9 anos), todos os pacientes foram reexaminados clínica e radiograficamente. Neste estudo, foram colocados cinquenta e dois implantes de 8 mm e 9 mm em 14 pacientes. Foram determinados parâmetros clínicos, tais como o Índice de Placa Modificado de Mombelli et al e o Índice de Sangramento do Sulco.18 As profundidades das bolsas peri-implantares foram medidas em quatro lados por implante (mesial, distal, vestibular e oral). Além disso, nos casos de infra-estruturas aparafusadas, a mobilidade de cada implante individual foi testada manualmente após a remoção das restaurações. Na altura da colocação da reconstrução definitiva, foram obtidas radiografias intra-orais (linha de base). Radiografias adicionais foram obtidas nas visitas anuais de acompanhamento. A distância entre o ombro do implante e o primeiro contacto visível entre o osso e o implante foi avaliada nos aspectos mesial e distal do implante. Para ser definido como bem sucedido, os seguintes requisitos tinham de ser cumpridos: 1. Ausência de mobilidade 2. Ausência de queixas subjectivas persistentes (dor, sensação de corpo estranho e/ou disestesia) 3. Sem profundidade de bolsa à sondagem > 5 mm 4. Sem profundidade de bolsa à sondagem
= 5 mm com hemorragia à sondagem 5. Ausência de radiolucência contínua à volta do implante 6. Perda óssea vertical não superior a 0,2 mm por ano após o primeiro ano de funcionamento. Após 10,1 anos, nenhum implante ou supraestrutura foi perdido. Foi registada uma perda óssea marginal média de 0,3 mm (± 0,4 mm). De acordo com os critérios de Albrektsson, todos os implantes foram bem sucedidos; relativamente aos critérios mais rigorosos de Karoussis et al, quatro implantes falharam. Os resultados deste estudo a longo prazo sugerem que a utilização de implantes curtos resulta em reabsorção óssea marginal e taxas de insucesso semelhantes às dos implantes mais longos. O rácio coroa/implante mais elevado não pareceu ter qualquer influência negativa no sucesso do implante neste estudo.

Jose Alfredo Mendonga et al (2O13)[20] realizaram um estudo para avaliar a taxa de sobrevivência e a perda óssea em torno de implantes curtos (≤10 mm) que suportam próteses posteriores esplintadas ou não esplintadas durante um período de seguimento de 3 a 16 anos. Um total de 453 implantes de 198 pacientes foram divididos em grupos esplintados ou não esplintados. A taxa de sobrevivência dos implantes foi calculada para cada grupo e o risco potencial foi representado como odds ratio (OR). A distância linear final entre o nível da plataforma do implante e o primeiro contacto osso-implante foi comparada com esta mesma referência imediatamente após a carga, através de radiografias periapicais digitais, para determinar a perda óssea marginal. O grupo esplintado incluiu 219 implantes em 86 pacientes, enquanto o grupo não esplintado incluiu 234 implantes em 112 pacientes. O período médio de seguimento foi de 9,7±3,7 anos. Embora tenham sido encontradas taxas de sucesso diferentes para os grupos com implantes esplintados (97,7%) e sem implantes esplintados (93,2%), estes apresentaram uma perda óssea semelhante (1,22±0,95 e 1,27±1,15 mm, respetivamente). O sucesso dos implantes esplintados não esteve associado a nenhuma outra variável, enquanto os implantes não esplintados apresentaram um maior risco de insucesso quando colocados em homens (OR 3,2) e quando foram utilizados implantes mais curtos do que 10 mm (OR 3,6 e OR 4,1 para 8,5 e 7 mm). Independentemente do grupo, 71,4% dos implantes sem sucesso falharam antes do final do primeiro ano após a carga. Concluiu-se que os implantes posteriores simples e curtos (≤10 mm) estavam associados a um risco mais elevado quando colocados em pacientes do sexo masculino, e que a vantagem biomecânica da esplintagem pode ser menor quando os pacientes apresentavam uma orientação anterior saudável e uma folga oclusal controlada

Deporter et al (2014)[21] Este estudo foi realizado para avaliar implantes curtos, com superfície porosa sinterizada (SPS), press-fit com overdentures mandibulares para restaurar pacientes edêntulos com reabsorção mandibular grave. Foram utilizados implantes com comprimentos de 7, 8, 9 e 10 mm, todos com colares polidos de 2 mm, fazendo com que os comprimentos intra-ósseos projectados fossem de 5, 6, 7 e 8 mm. Cada paciente recebeu três implantes não plintados colocados utilizando um protocolo de duas fases. Apenas 22 (com 53 implantes) dos 52 pacientes originais estavam disponíveis após 20 anos. Todos estes pacientes, exceto um, estavam a funcionar com as suas sobredentaduras implanto-suportadas. A análise da tábua de mortalidade teve em conta todos os pacientes e implantes, e mostrou uma sobrevivência de 20 anos de 73,4%. A análise de radiografias cuidadosamente padronizadas revelou uma perda óssea cumulativa média após 20 anos de 0,67 mm relativamente à junção polida colar-SPS. Concluiu-se que os implantes curtos de superfície porosa sinterizada com sobredentaduras mandibulares proporcionaram um tratamento aceitável ao longo de um período de 20 anos para pacientes totalmente desdentados com reabsorção alveolar grave.

Paulo Malo et al (2015)[22] realizaram um estudo clínico prospetivo para avaliar o resultado a 3 anos de próteses parciais fixas suportadas por implantes com provisionalização imediata sem contactos oclusais inseridas em osso predominantemente mole com protocolos flapless e flaap. Quarenta e um pacientes parcialmente reabilitados com 72 implantes Nobel Speedy (51 maxilares; 21 mandibulares) foram consecutivamente incluídos e tratados com um protocolo cirúrgico sem retalho (n = 20 pacientes; 32 implantes) e com um protocolo cirúrgico com retalho (n = 21 pacientes; 40 implantes). A medida de resultado primário foi a sobrevivência do implante; as medidas de resultado secundário foram a reabsorção óssea marginal (comparando os níveis ósseos a 1 e 3 anos com a linha de base) e a incidência de complicações biológicas, mecânicas e estéticas. A sobrevivência foi calculada através de tabelas de vida; foi aplicada estatística descritiva às restantes variáveis de interesse. Oito pacientes com oito implantes abandonaram o estudo. Um implante falhou num paciente (grupo sem retalho), dando uma taxa de sobrevivência global cumulativa (CSR) de 98,6%. Não foram registadas falhas com o protocolo com retalho (CSR 100%), enquanto que para os implantes colocados com a técnica cirúrgica sem retalho, foi registada uma CSR de 96,9%. A média global de reabsorção óssea marginal aos 3 anos foi de 1,37 mm (DP = 0,94 mm), com 1,14 mm (DP = 0,49 mm) e 1,60 mm (DP = 1,22 mm) para os grupos com e sem retalho, respetivamente. Ocorreram complicações mecânicas em nove pacientes (n = 5 pacientes no grupo sem retalho; n = 4 pacientes no grupo com retalho). Registou-se infeção do implante em três implantes e três pacientes (grupo flapless), que apresentavam níveis de higiene oral inadequados. Concluiu-se que a reabilitação do edentulismo parcial através da provisionalização imediata de próteses fixas suportadas por implantes dentários inseridos através de técnicas cirúrgicas com ou sem retalho em áreas de osso predominantemente mole foi viável aos 3 anos de seguimento. As limitações e riscos do método "free-hand" em cirurgia flapless devem ser considerados no planeamento de reconstruções protéticas fixas implanto-suportadas

Seci il Karakoca Nemli et al (2016)[1] realizaram um estudo para avaliar a sobrevivência dos implantes, as alterações do nível ósseo da crista e os parâmetros clínicos dos implantes dentários IDcam durante um período de seguimento médio de 3 anos. Setenta e dois pacientes, 32 do sexo feminino e 40 do sexo masculino, receberam 255 implantes. Foram colocadas restaurações fixas metalo-cerâmicas suportadas por implantes. Após a conclusão das restaurações, cada paciente foi reexaminado a intervalos de 6 meses. Foram calculadas as alterações radiográficas do nível ósseo da crista, bem como os parâmetros dos tecidos moles, incluindo a profundidade de sondagem da bolsa, hemorragia à sondagem, índice de placa e índice gengival. Os resultados dos exames foram registados entre os 18 meses e os 42 meses. A sobrevivência dos implantes foi estimada utilizando o método de Kaplan-Meier. As associações entre a sobrevivência dos implantes e as variáveis registadas foram calculadas utilizando a análise de regressão proporcional de Cox. A análise de sobrevivência de Kaplan-Meier demonstrou uma taxa de sobrevivência cumulativa de 97,6%. Três implantes em três pacientes falharam a osseointegração na fase 2 da cirurgia e três implantes em três pacientes foram perdidos após a carga. As perdas ósseas marginais médias foram de 0,35 ± 0,14 mm, 0,47 ± 0,15 mm e 0,58 ± 0,16 mm, conforme determinado 6 meses, 12 meses e 24 meses após a carga protética, respetivamente. A análise de regressão proporcional de Cox revelou que as variáveis como a idade, o sexo, o tipo de restauração e a região do implante não tiveram influência significativa na falha do implante (P > 0,05). Os coeficientes de correlação entre a sobrevivência dos implantes e a perda óssea da crista, a profundidade de sondagem da bolsa, a hemorragia à sondagem, o índice de placa e o índice gengival não foram significativos (P > 0,05). A sobrevivência e as avaliações radiográficas e clínicas dos implantes após 2 anos de funcionamento demonstraram resultados promissores para um sistema de implantes dentários IDcam.

Capítulo 4

DISCUSSÃO

A utilização de implantes orais osseointegrados como base para a substituição protética dos dentes em falta tem-se generalizado nas últimas décadas. Os estudos clínicos longitudinais relataram uma taxa de sucesso aos 10 anos que varia entre 81%-85% para a maxila e entre 98-99% para a mandíbula anterior. Apesar destas elevadas taxas de sucesso, ocorrem insucessos. M. Esposito, J.M. Hirsch, U. Lekholm et al (1998) relataram as falhas biológicas de implantes calculadas numa amostra de 2812 implantes e encontraram uma taxa de falha de 7,7% num período de 5 anos. Assim, para alcançar o sucesso e otimizar o resultado do tratamento, devemos saber como eliminar as causas do insucesso e, por esta razão, torna-se obrigatória uma análise das causas dos insucessos dos implantes.

Mas primeiro devemos saber o que é o sucesso. O sucesso, em termos gerais, pode ser definido como a obtenção do que se pretende. Assim, para ser considerado bem-sucedido, um implante oral osseointegrado tem de cumprir determinados critérios em termos de função (capacidade de mastigar), fisiologia dos tecidos (presença e manutenção da osseointegração, ausência de dor e outros processos patológicos) e satisfação do utilizador (estética e ausência de desconforto).[6] O termo sucesso do implante pode ser utilizado para descrever condições clínicas ideais. Deve incluir um período de tempo de pelo menos 12 meses para implantes que servem como pilares protéticos. O termo sucesso precoce do implante é sugerido para um período de 1 a 3 anos, o sucesso intermédio do implante para 3 a 7 anos e o sucesso a longo prazo para mais de 7 anos.[23] Obviamente, cada implante tem de cumprir e ser testado relativamente a todos os critérios de sucesso definidos, caso contrário, deve ser considerado como ***sobrevivente.*** Este termo aplica-se aos implantes que ainda estão em funcionamento, mas que não foram testados relativamente aos critérios de sucesso, ou em que nem os critérios de sucesso nem os de fracasso são cumpridos.[6]

Consequentemente, uma falha pode ser definida como o primeiro momento em que o desempenho do implante, medido de alguma forma quantitativa, desce abaixo de um nível especificado e aceitável. Esta definição de fracasso de um implante inclui uma grande dose de arbitrariedade e engloba uma grande variedade de situações clínicas, desde todos os implantes móveis sintomáticos até aos implantes que apresentam mais de 0,2 mm de perda óssea peri-implantar após o primeiro ano de carga, ou bolsas hemorrágicas que excedem 5 mm de profundidade de sondagem.[6]

A categoria de sucesso inclui implantes que cumprem (e foram testados para) todos os critérios de sucesso, incluindo testes de estabilidade e radiogramas individuais. A categoria de ***sobrevivência*** engloba os implantes não fixados que não foram verificados quanto à mobilidade, em que não foram utilizadas películas periapicais ou em que a prótese não foi removida aquando da avaliação por outros motivos. Estes implantes nunca podem ser considerados como bem sucedidos porque não havia dados suficientes para os avaliar como tal. Adell e colaboradores, no seu estudo, não fizeram, por razões práticas, radiogramas individuais, nem realizaram controlos de estabilidade individuais em todos os pacientes de acompanhamento a longo prazo. A taxa de sucesso correta dos implantes assim avaliados deve ser de 0%, enquanto a taxa de sobrevivência foi de 89% aos 10 anos para os implantes maxilares do grupo de rotina II e de 96% para os implantes mandibulares do mesmo grupo. Um implante que causa dor pertence à categoria de sobrevivência se o clínico considerar este estado doloroso como resultante de alguma condição tratável. Se a dor persistir apesar do tratamento, o implante deve ser removido e diagnosticado como um fracasso. Os implantes na categoria de não contabilizados incluem todos os doentes que morreram ou abandonaram o estudo, ou que não estavam disponíveis numa consulta específica de recolha. Naturalmente, quanto maior for o número de implantes não contabilizados, mais incertas serão as estimativas de sucesso ou sobrevivência do implante. A categoria de ***insucesso*** inclui todos os implantes removidos, independentemente da causa da sua falha ou remoção. Mesmo um implante individual que tenha sido perdido (por exemplo, num acidente de viação) deve ser categorizado como um fracasso. A mobilidade do implante é um sinal absoluto de fracasso, independentemente do facto de o implante ainda se encontrar na arcada do paciente ou não.[24]

CRITÉRIOS DE SUCESSO DOS IMPLANTES ENDÓSSEOS OSSEOINTEGRADOS[25]

SCHNITMAN & SCHULMAN (PROPOSTA NIH 1979)

1. Mobilidade inferior a 1 mm em qualquer direção.
2. A radiolucência observada radiologicamente foi classificada, mas não foram definidos critérios de sucesso.
3. Perda óssea não superior à altura vertical do osso.
4. Inflamação gengival passível de tratamento.
5. Serviço funcional durante 5 anos em 75% dos doentes.

CHAININ, SILVER BRANCH, SHER & SALTER (1982)

1. Em vigor há 60 meses ou mais.
2. Ausência de evidência significativa de saucerização cervical nas radiografias.
3. Ausência de hemorragia de acordo com o índice de Muhleman.
4. Falta de mobilidade.
5. Ausência de dor e sensibilidade.
6. Ausência de granulomatose peri-cervical ou hiperplasia gengival.
7. Não há evidência de alargamento do espaço peri-implantar na radiografia.

MCKINNEY, KOTH & STEFLIK (1984)

Critérios subjectivos:

1. Função adequada
2. Ausência de incómodo
3. O paciente acredita que a estética, a atitude emocional e psicológica melhoraram.

Critérios objectivos:

1. Bom equilíbrio oclusal e dimensão vertical.
2. Perda óssea não superior à altura vertical do implante, ausência de sintomas e funcionalmente estável após 5 anos.
3. Inflamação gengival vulnerável ao tratamento.
4. Mobilidade inferior a 1 mm vestibular, mesiodistal e verticalmente.
5. Ausência de sintomas e infecções associadas ao implante.
6. Ausência de danos no dente ou dentes adjacentes e nas suas estruturas de suporte.
7. Ausência de parestesia ou violação do canal mandibular, do seio maxilar ou do pavimento da passagem nasal.
8. Tecido colagénico saudável sem infiltração de PMN.

Critérios de sucesso:

1) Proporciona um serviço funcional durante 5 anos em 75% dos pacientes com implantes.

ALBREKTSSON, ZARB, WASINGTON & ERICKSON (1986)

1. Implante individual não fixado que é imóvel quando testado clinicamente.
2. Radiograficamente que não demonstre evidência de radiolucência peri-implantar.
3. Perda óssea inferior a 0,2 mm por ano após o primeiro ano de serviço do implante.
4. Desempenho individual do implante caracterizado por uma ausência de sinais e sintomas persistentes e/ou irreversíveis de dor, infecções, neuropatias, parestesias ou violação do canal mandibular.
5. O conteúdo dos critérios menciona uma taxa de sucesso de 85% no final de um período de observação de 5 anos e de 80% no final de 10 anos de observação como critérios mínimos de sucesso.

DALE E SMITH & GEORGE A ZARB (1989)

Analisaram os critérios de sucesso apresentados por vários autores e concisaram-nos nas seguintes categorias

1. Durabilidade
2. Perda óssea
3. Saúde gengival
4. Profundidade do bolso
5. Efeito no dente adjacente
6. Função
7. Estética
8. Presença de infeção, desinfeção, parestesia ou anestesia
9. Intrusão do canal mandibular
10. Atitude emocional e psicológica

M.ESPOSITO, J.M. HIRSCH & U. LEKHOLM (1998)

Esposito et al. enumeraram os vários critérios de sucesso que foram acordados no 1° Workshop Europeu de Periodontologia. De acordo com eles, os critérios de sucesso para implantes osseointegrados são os seguintes

1. Ausência de mobilidade
2. Uma perda óssea marginal radiográfica média inferior a 1,5 mm durante o primeiro ano de atividade
3. Posteriormente, menos de 0,2 mm por ano,
4. Ausência de dor/parestesia

Foi também sugerido que se medissem as profundidades de sondagem em relação a um ponto de referência fixo e a hemorragia à sondagem.

Os critérios de sucesso, que inicialmente tinham como objetivo a avaliação da sobrevivência de 5 anos, mudaram. Com a tecnologia melhorada e a compreensão do comportamento do tecido, os critérios são definidos com um objetivo de taxa de sobrevivência de 10 anos.

PARÂMETROS UTILIZADOS PARA AVALIAR IMPLANTES FALHADOS E COM FALHAS[6]

A avaliação de uma observação clínica anedótica para uma prova científica requer uma quantificação baseada na disponibilidade de parâmetros capazes de converter impressões subjectivas em dados objectivos.

Os parâmetros, que têm sido utilizados clinicamente para avaliar as condições dos implantes, foram discutidos por Esposito com a tentativa de identificar os mais fiáveis.

Avaliação de implantes falhados:

Os critérios de diagnóstico mais comuns utilizados para a avaliação de falhas de implantes estabelecidos (implantes falhados) são os seguintes.

A. Sinais clínicos de infeção precoce:

Durante o período de cicatrização (3 a 9 meses), podem ocasionalmente estar presentes complicações como inchaço, fístulas, supuração, deiscências precoces/tardias e osteomielite, que podem indicar o fracasso do implante. A explicação mais racional e comum para este facto é a infeção (Fig. 1).[6]

Os sinais de infeção que ocorrem durante uma fase inicial da cicatrização são mais críticos do que se ocorrerem numa fase posterior. Isto deve-se ao facto de a infeção que ocorre numa fase inicial levar a perturbações na osteointegração do implante no osso circundante.[6]

Os sinais clínicos de infeção observados durante o período submerso pós-operatório podem levar a um aumento do risco de fracasso do implante, que não parece ser tão elevado como se poderia recear. Por conseguinte, os sinais de infeção, por si só, não podem ser utilizados para determinar o destino de um implante, mas devem ser avaliados em conjunto com outros parâmetros, como a radiolucência e a mobilidade.

Na ausência destes sinais de falha do implante, os sinais clínicos de infeção representam uma complicação que, se não for tratada, pode levar à falha do implante.

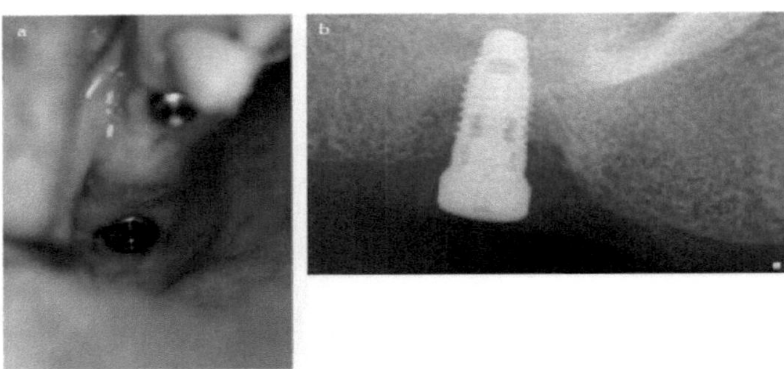

FIG. 1 (a) Falha precoce do implante com descarga purulenta e bolsa de 7,0 mm, (b) Radiografia de perda óssea.

B. Dor ou sensibilidade:

A dor ou o desconforto estão frequentemente associados à mobilidade e podem ser um dos primeiros sinais que indicam uma falha do implante.

É interessante notar que os implantes falhados também podem ser completamente assintomáticos. Além disso, a dor pode refletir reacções adversas nos tecidos não relacionadas principalmente com a mobilidade do implante.

C. Mobilidade clínica percetível:

A mobilidade é sempre um sinal claro de fracasso. Assim que o clínico tiver distinguido entre a mobilidade de um pilar mal ligado e a mobilidade do implante subjacente, deve suspeitar-se que o implante está rodeado por uma cápsula de tecido fibroso. Foram reconhecidos vários tipos diferentes de mobilidade.[6]

1 Mobilidade rotacional

1 Mobilidade lateral ou horizontal

1 Mobilidade axial ou vertical

Ocasionalmente, pode estar presente uma mobilidade clinicamente discernível sem

alterações ósseas radiográficas. Por conseguinte, a mobilidade é o ***principal sinal*** de fracasso do implante.

L. Sennereby, C. Ivanoff (1996) referiram que a mobilidade rotacional inicial, independentemente de ocorrer no osso cortical ou trabecular, não conduz necessariamente a uma integração inferior dos implantes sem carga.

No entanto, a mobilidade total inicial do implante dentro da camada cortical resultou numa quantidade estatisticamente menor de osso à volta dos implantes, em comparação com o controlo estável.

Os estudos clínicos sobre a osteointegração indicam que, quando ocorre mobilidade, os implantes tornam-se sensíveis à percussão e à pressão. Além disso, a mobilidade continua a aumentar e acaba por resultar na remoção do implante. Assim, a mobilidade é um sinal definitivo de fracasso certo. Por este motivo, a ausência de mobilidade é um critério importante para o sucesso do implante.[6]

D. Sinais radiográficos de falha:

Em geral, as radiografias intra-orais são efectuadas após a ligação do pilar, de modo a confirmar que os pilares estão corretamente assentes. As radiografias periapicais padronizadas devem ser efectuadas em intervalos regulares de acompanhamento para detetar radiolucência peri- fixtural e/ou perda óssea marginal progressiva ou[11] saucerização" .(Fig. 2)

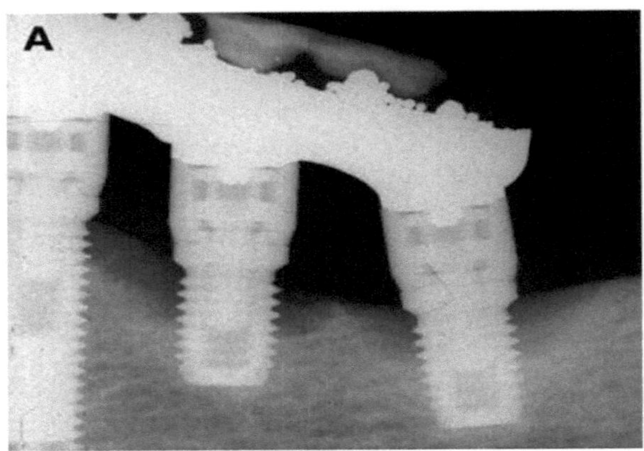

FIG.2 Radiografia de dois implantes que apresentam peri-implantite, com defeitos em forma de cratera ou pires formados no lado esquerdo da mandíbula.

Com base nas medições efectuadas nestas radiografias, é possível estabelecer o valor de referência para futuras alterações ósseas marginais.

Podem existir duas imagens radiográficas bem distintas: uma radiolucência peri-fixtural fina que envolve todo o implante, sugerindo a ausência de um contacto direto osso-implante e possivelmente uma perda de estabilidade, e uma perda óssea marginal aumentada.[6]

Uma vez que a distinção entre estas duas imagens radiográficas nem sempre é clara, quando se observa uma radiolucência peri-fixtural suspeita ou uma perda óssea marginal excessiva, recomenda-se a remoção da construção protética e a verificação da estabilidade dos implantes. A mobilidade clinicamente discernível após a remoção da ponte pode confirmar o diagnóstico radiográfico presuntivo de falha do implante.

O exame radiográfico continua a ser uma das principais ferramentas para a deteção de implantes falhados na rotina clínica, apesar de não ser tão exato como o teste de mobilidade.

A radiografia periapical fornece uma imagem bidimensional que só é útil para avaliar as superfícies mesial e distal do implante. Não é fornecida qualquer informação sobre o estado das faces vestibular e lingual. Assim, uma parte considerável da superfície do implante não está acessível para avaliação, e as regiões não osseointegradas podem escapar à deteção.

A avaliação radiográfica dos implantes requer a utilização de radiografias em série efectuadas com uma técnica padronizada. Esta avaliação requer a utilização de um dispositivo de posicionamento para efetuar as radiografias com o feixe de raios X perpendicular ao longo eixo do implante. Com este tipo de visualização, a radiografia pode ser utilizada para efetuar medições da perda óssea da crista, bem como para detetar a presença de radiolucência peri-implantar. Assim, a avaliação de radiografias seriadas corretamente efectuadas para detetar a radiolucência peri-implantar é um meio valioso de determinar o sucesso clínico.[6]

E. Som aborrecido na Percussão:

Sugeriu-se que um som suave à percussão é indicativo de encapsulamento dos tecidos moles, enquanto um som claro de cristalização indica uma osteointegração bem sucedida.[6]

Depois de o médico ter verificado que o pilar está corretamente fixado ao implante, o teste é realizado batendo no pilar com um instrumento metálico solto.

Embora seja um teste bastante subjetivo sem uma base científica sólida, pode fornecer uma indicação útil ao examinador. Também foi sugerido que um tom baço à percussão pode estar presente muito antes dos sinais radiográficos de falha do implante.[6]

Avaliação de implantes falhados

Os sinais clínicos discutidos anteriormente surgem apenas quando o processo de falha atinge um estado irreversível. No entanto, o parâmetro ideal para monitorizar as condições do implante deve ser suficientemente sensível para distinguir sinais precoces de falha do implante. Assim, foram propostos os seguintes parâmetros.[6]

A. Perda óssea marginal progressiva observada radiograficamente:

Parece haver um consenso unânime de que a perda óssea marginal progressiva é um sinal patológico que pode levar ao fracasso do implante (Fig.3). No entanto, ainda não se sabe até que ponto a reabsorção óssea marginal deve progredir para que se defenda o tratamento e qual é o procedimento de tratamento mais adequado.

Alberktson et al sugeriram a utilização de menos de 1,5 mm de perda óssea marginal durante o primeiro ano de carga e, posteriormente, menos de 0,2 mm anualmente como critério de sucesso. Este conceito foi provavelmente desenvolvido a partir dos resultados radiográficos sobre a perda óssea marginal média em redor dos implantes Branemark.[6]

Pode argumentar-se que a perda óssea marginal em torno do colo dos implantes osseointegrados é provavelmente influenciada pelo desenho do implante, tanto a curto como a longo prazo. No entanto, devido às interações complexas entre o trauma induzido cirurgicamente, a distribuição do stress, a microbiota e a resposta do hospedeiro na perda óssea marginal, o papel exato desempenhado pelas várias concepções de implantes e caraterísticas da superfície continua por compreender.[6]

A estabilidade do suporte ósseo dos implantes é um critério importante para determinar o sucesso. Sem uma estabilidade relativa do nível ósseo, o implante está condenado ao fracasso. Adell et al determinaram que a perda óssea média para implantes Branemark osseointegrados é de 1,5 mm no primeiro ano, seguida de uma perda óssea média de 0,1 mm por ano[6] . Este valor foi confirmado por Cox e Zarb, com o seu relatório de 3 anos a mostrar uma perda óssea média de 1,6 mm no primeiro ano e uma média de 0,13 mm nos anos seguintes.[6]

Ao estabelecer limites para a perda óssea, a orientação deve vir do nível mais baixo de perda óssea de um estudo adequadamente documentado. Como a documentação demonstra que é possível atingir uma perda óssea média não superior a 0,2 mm por ano após o primeiro ano, este valor deve servir como um critério válido de sucesso.[6]

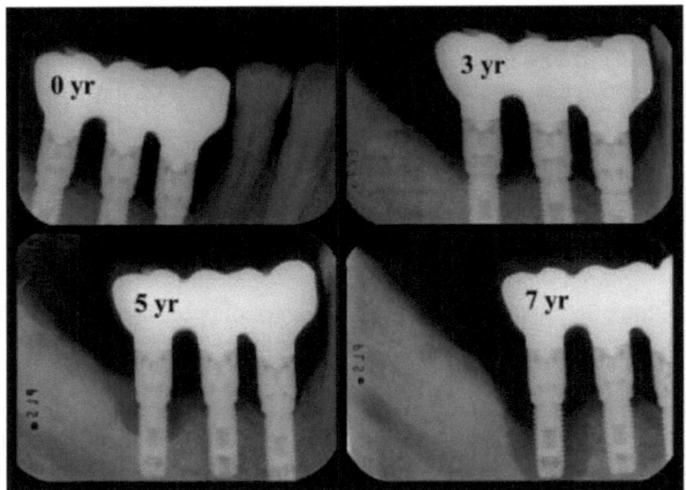

FIG.3. SEQUÊNCIA DE RADIOGRAFIAS INTRA-ORAIS QUE MOSTRAM A PERDA ÓSSEA MARGINAL PROGRESSIVA E O DESENVOLVIMENTO DA DESTRUIÇÃO TÍPICA DA CRATERA LUKE EM REDOR DE UM IMPLANTE FALHADO

B. Sinais clínicos de infeção tardia:

Uma infeção marginal progressiva pode levar ao fracasso do implante. No entanto, os sinais clínicos de infeção, tais como tecidos moles hiperplásicos, supuração, inchaço, fistulação, alterações de cor dos tecidos peri-implantares marginais, etc., são sinais que exigem intervenção.

Na ausência de mobilidade e de alterações radiográficas, estes sinais indicam mais uma complicação do que um fracasso.

Mombelli et al compararam os resultados clínicos e microbiológicos relacionados com implantes dentários saudáveis e com implantes falhados. Os locais de implantes mal sucedidos foram caracterizados por profundidades de sondagem iguais ou superiores a 6 mm, supuração, perda óssea e microbiota constituída principalmente por bastonetes anaeróbios Gram-negativos.[6]

C. Hemorragia à sondagem:

A hemorragia à sondagem tem sido utilizada para medir as condições dos tecidos peri-implantares. No entanto, descobertas recentes sugerem que não pode ser utilizado para discriminar entre um estado peri-implantar saudável ou doente e não tem apoio científico.[6]

D. Ausência de mucosa queratinizada:

Foi sugerida uma relação e correlação entre a falha do implante e a ausência de uma faixa adequada de mucosa queratinizada em redor do pilar.

Algumas perdas tardias têm sido diretamente atribuídas à ausência de mucosa queratinizada. Uma hipótese subjacente a esta ideia é que o tecido queratinizado é mais resistente aos processos inflamatórios destrutivos induzidos pela microbiota oral. No entanto, não existem provas científicas que sustentem esta hipótese.[6] Em conclusão, a mucosa queratinizada não parece estar relacionada com o insucesso dos implantes.

Embora seja possível distinguir claramente entre um implante bem sucedido e um implante falhado, continua a ser difícil identificar os implantes falhados. Neste contexto, a distinção entre um implante falhado, caracterizado por uma radiolucência peri-fixtural fina e mobilidade, e um implante falhado caracterizado por perda óssea marginal progressiva, sinais clínicos de infeção peri-implantar e ausência de mobilidade discernível, pode revelar uma etiologia diferente (sobrecarga e peri-implantite).

Obviamente, ambos os factores etiológicos podem interagir entre si, dando origem a uma variedade de situações intermédias.[6]

E. Índice de hemorragia sulcular (SBI):

Pode ser definida como a tendência de hemorragia da mucosa alveolar que rodeia o pilar do implante, observada através da passagem de uma sonda periodontal ao longo da circunferência do pilar, 1 mm para dentro da bolsa da mucosa e paralelamente às margens dos tecidos moles. Apesar das suas próprias limitações (por exemplo, em fumadores), o SBI pode ser utilizado em vez do BOP para uma avaliação mais objetiva das condições dos tecidos moles peri-implantares superficiais. Embora este parâmetro possa distinguir entre tecidos saudáveis e inflamados, não é capaz de identificar implantes com falhas.[6]

F. Profundidade de sondagem da cavidade (PPD):

É definida como a distância linear entre a margem livre da mucosa e a base da bolsa. A base da bolsa é geralmente definida como a terminação apical do epitélio juncional. A sondagem não pode ser facilmente efectuada em torno de todos os desenhos de implantes ou pilares. Pode concluir-se que o aumento da profundidade da bolsa pode estar correlacionado com um maior grau de inflamação do

mucosa peri-implantar, mas não necessariamente à perda óssea. No entanto, a PPD absoluta, por si só, não pode ser utilizada como indicador de uma condição patológica, uma vez que factores adicionais, como a espessura dos tecidos e diferentes comprimentos dos pilares, podem influenciar as avaliações da PPD à volta dos implantes, em comparação com os dentes. A PPD progressiva ao longo do tempo pode, por conseguinte, ser um melhor indicador de implantes com falhas do que as medições absolutas da sonda.

G. Recessão da mucosa (REC):

A REC pode ser definida como a distância linear entre a localização da margem livre da mucosa e um ponto de referência fixo. Quando as roscas ou uma superfície rugosa do implante ficam expostas, pode ser difícil manter a área limpa de placa bacteriana e o prognóstico do implante pode tornar-se questionável. Por outro lado, a recessão é sobretudo um problema estético e não uma indicação para a perda de implantes.[6]

H. Sondagem dos níveis de vinculação (PAL)

PAL são profundidades de sondagem relacionadas com um ponto de referência fixo no implante, a fim de monitorizar a perda de "fixação" ao longo do tempo. Por outras palavras, a PAL é a soma da PPD e da REC. Foi sugerido que medidas aumentadas de 2 mm ou mais devem ser interpretadas como reabsorção do osso alveolar. As mesmas limitações práticas relacionadas com a penetração da sonda e a forma do implante são evidentes. Embora este seja um método mais exato para monitorizar a saúde dos implantes, continua a fornecer informações menos precisas do que as radiografias, particularmente quando os tecidos estão inflamados ou na presença de crateras infra-ósseas.[6]

I. Análise do fluido crevicular:

A análise dos fluidos creviculares, embora capaz de distinguir entre locais saudáveis e inflamados, não demonstrou ser capaz de diferenciar entre inflamação destrutiva e não destrutiva. Por conseguinte, esta técnica ainda não pode ser utilizada para identificar implantes com falhas.[6]

CLASSIFICAÇÃO DAS FALHAS DE IMPLANTES[26]

[E.S Rosenberg, J.P. Torosian e J. Slots classificaram a falha do implante como

:

1. Insuficiência infecciosa:

Um implante foi considerado como tendo falhado devido a uma infeção se um ou mais dos seguintes factores fossem observados:

1. Sinais clínicos de infeção com sintomas clássicos de inflamação
2. Índices de placa e gengival elevados
3. Embolsar
4. Hemorragia, supuração
5. Perda de ligação
6. Radiografia de radiolucências peri-implantares
7. Presença de tecido granulomatoso aquando da remoção

2. Falha traumática:

Suspeitou-se que o implante falhou devido a uma condição traumática se fossem observados os seguintes factos:

1. Radiografia de radiolucência peri-implantar
2. Mobilidade
3. Ausência de tecido granulomatoso aquando da remoção
4. Falta de aumento da profundidade de sondagem
5. Índices de placa e gengival baixos

[Abdel Salam El Askary, Roland Mefert e Terrence Griffin dividiram os insucessos nas seguintes categorias

I. Segundo a etiologia

1. Fator de acolhimento
2. Fator cirúrgico
3. Fator de seleção do implante
4. Fator de restauração

II. De acordo com o momento da falha

1. Antes da fase II (após a cirurgia)
2. Após a fase II (com cabeça de cicatrização e/ou inserção do pilar)
3. Após o restauro

III. De acordo com a origem da infeção

1. Peri-implantite (Processo infecioso, origem bacteriana)

2. Peri-implantite retrógrada (origem de oclusão traumática, não infecciosa, forças fora do eixo longo, carga prematura ou excessiva)

IV. De acordo com o modo de falha

1. Falta de osseointegração (geralmente mobilidade)
2. Estética inaceitável
3. Problemas funcionais
4. Problemas psicológicos

V. De acordo com o estado de falência (estado clínico e radiográfico)

1. Implante doente
2. Implante com falha
3. Implante falhado
4. Sobreviver aos implantes

Implante doente: Os implantes que apresentam exclusivamente problemas nos tecidos moles são classificados como doentes e têm um prognóstico mais favorável.

Implante com falha: Um implante que está a perder progressivamente a sua ancoragem óssea, mas que ainda é clinicamente estável, pode ser definido como falhado

Implante falhado: Os implantes com mobilidade e perda óssea excessiva (>70%) não passíveis de tratamento são implantes falhados

VI. De acordo com o tipo de tecido de suporte

1. Perda de tecidos moles (falta de tecido queratinizado, inflamação, etc.)
2. Perda óssea (alterações radiográficas, etc.)
3. Combinação

VII. De acordo com o pessoal responsável:

1. Dentista (cirurgião oral, prostodontista, periodontista)
2. Higienista dentário
3. Técnico de laboratório
4. Doente

[III] Kees Heydenrijik, Henny JA Meijer, Wil A Vander et al classificaram as falhas de implantes em função da sua ocorrência no tempo como

1. **Falhas precoces:** A osteointegração nunca foi estabelecida, representando assim uma interferência no processo de cicatrização. Ocorrem antes da reabilitação protética. As causas atribuídas são:
   i. Traumatismo cirúrgico

ii. Quantidade ou qualidade insuficiente de osso
iii. Carga prematura do implante
iv. Infeção bacteriana

2. **Falhas tardias:** A osteointegração não se mantém, implicando processos de perda de osteointegração.
   a. **Insucessos precoces e tardios:** Implantes que falham durante o primeiro ano de carga. Sobrecarga em relação à má qualidade óssea e ao volume ósseo insuficiente.
   b. **Falhas tardias retardadas:** Falha do implante nos anos seguintes. Alterações progressivas das condições de carga em relação à qualidade do osso, volume e peri-implantite.

[Marco Esposito, Jan Michael Hirsh, Ulf Lekholm et al classificaram as falhas dos implantes orais de acordo com o conceito de osseointegração.

1. Falhas biológicas:
Precoce ou primária (antes do carregamento)

Tardio ou secundário (após o carregamento)

2. Avarias mecânicas:
Fratura de implantes, parafusos de ligação, estrutura da ponte, revestimentos, etc.

3. Falhas latrogénicas
Angulação e alinhamento incorrectos do implante, danos nos nervos

4. Adaptação inadequada do doente
Fonética, estética, problemas psicológicos.

[V] Sumiya Hobo, Eiji Ichida, Lily T Garcia enumeraram várias complicações que ocorrem nos implantes como:

QUADRO:1

Swedish Team **(Branemark et al)**	**U.C.L.A team** **(Beumer, Moy)**
1. **Loss of bone anchorage:** a. Mucoperiosteal perforation b. Surgical trauma 2. **Gingival problems:** a. Proliferative gingivitis b. Fistula formation 3. **Mechanical complications:** a. Fracture of prosthesis, gold screws, abutment screws	1. **Complications in Stage I surgery;** a. Mental nerve damage b. Penetration into a sinus, nasal cavity or through inferior border of mandible. c. Excess countersink d. Thread exposure, Stripping of threads e. Eccentric drills, taps f. Jaw fracture g. Ecchymosis, more common in elder patients h. Wound dehiscence i. Facial space abscess, Ludwig's angina j. Suture abscess k. Loose cover screw 2. **Complications in Stage II surgery:** a. Poor selection of fixture height b. Incorrect fixture placement c. Damaged hex nut on top of fixture d. Loose abutment e. Fractured abutment screw f. Early loading by prosthesis g. Poor air flow pattern with " high water design" h. Aspiration of instruments i. Thread exposure j. Fixture fractures k. Excess bone resorption l. Periodontal problems m. Poor selection of abutment height 3. **Prosthetic complications:**

	a. Insufficient space beneath the fully bone anchored prosthesis b. Abutments penetrate through alveolar mucosa c. Screw fractures: gold or abutment screws d. Acrylic or porcelain fracture e. Posterior fixture failures in the maxilla

DE ACORDO COM A ETIOLOGIA

A. FACTORES DE ACOLHIMENTO

ESTADO MÉDICO

1) Osteoporose e outras doenças ósseas:

O sucesso da osteointegração depende em parte do estado do leito do hospedeiro. Por conseguinte, têm sido levantadas preocupações relativamente à osteoporose. A osteoporose é uma doença caracterizada por uma diminuição generalizada da densidade e da massa óssea, pelo que pode representar um fator de risco para a osteointegração.[27] É considerada uma contraindicação relativa para implantes osseointegrados, causada pela diminuição da densidade óssea, que afecta negativa e substancialmente o contacto implante-osso.[28] (Fig. 4)

Foi sugerido que a osteoporose tem um efeito negativo no osso mandibular. Fujimoto et al. sugeriram um período de cicatrização mais longo, oxigenoterapia hiperbárica e tratamento terapêutico para a osteoporose. Além disso, a utilização de implantes revestidos a hidroxiapatite ajudaria a aumentar a área de superfície de contacto implante-osso com uma ligação bioquímica. O aumento do número de implantes para suportar a prótese também é considerado um fator que contribui para uma melhor distribuição da carga.[28]

Além disso, a maioria das outras doenças ósseas é caracterizada por uma arquitetura óssea anormal, ou seja, proliferação de estroma de tecido conjuntivo fibroso, reabsorção grave ou radiolucências ou opacidades difusas (aspeto de algodão) e fracturas espontâneas, como na doença de Paget. Estas caraterísticas são totalmente contrárias à terapia com implantes, tal como a displasia fibrosa, em que o tecido conjuntivo substitui o osso normal, impossibilitando a fixação inicial e a estabilidade do implante.[28]

Significado

Mais comum nas mulheres

- Maior perda de osso trabecular do que de osso cortical
- Difícil de alcançar a estabilidade imediata
- Geralmente têm uma altura mínima do osso alveolar

Prevenção

- Oxigenoterapia hiperbárica
- Tratamento para a osteoporose (TRH, cálcio na dieta, exercício com peso)
- Utilização de implantes revestidos a hidroxiapatite para proporcionar uma ligação biomecânica em vez de uma ligação mecânica
- Aumentar o número de implantes para distribuir a carga

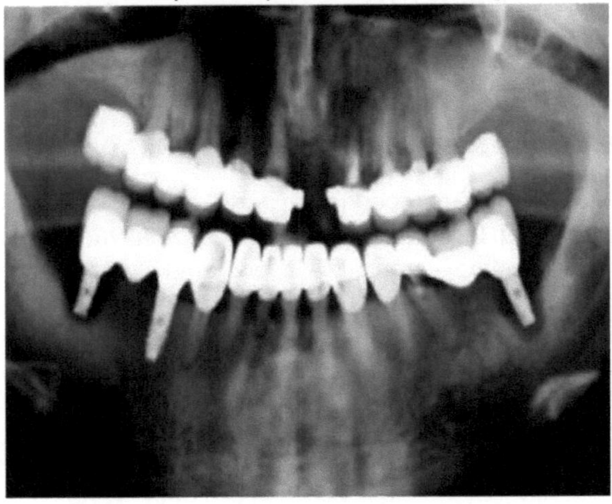

(FIG. 4) Paciente do sexo feminino, 48 anos, com osteoporose secundária moderada a grave devido à administração prolongada de corticosteróides sistémicos. De notar dois implantes mandibulares sem esperança.

2. Diabetes não controlada:

A diabetes mellitus não afecta diretamente o insucesso dos implantes dentários. Recentemente, foi expresso o consenso de que a colocação de implantes em pacientes com diabetes mellitus metabolicamente controlada não resulta num maior risco de insucesso do que na população em geral. No entanto, um estudo de grupo afirmou que os doentes com diabetes apresentam mais infecções em feridas limpas do que os doentes sem diabetes (Fig. 5). A responsabilidade pela infeção é provavelmente causada pelo adelgaçamento e fragilidade dos vasos sanguíneos, de modo a alterar o fornecimento de sangue. Em conclusão, a opinião cirúrgica atual é que os doentes com diabetes bem controlada continuam a sofrer frequentemente de insuficiência da ferida. Por conseguinte, os doentes diabéticos mal controlados apresentam problemas de gestão mais difíceis, sendo recomendado o adiamento da cirurgia até se conseguir um melhor controlo.[28]

Significado

- Possibilidade de infeção devido à fragilidade dos vasos, de modo a alterar a irrigação sanguínea
- Cicatrização de feridas prejudicada
- O stress cirúrgico pode libertar norepinefrina endógena que pode causar um aumento significativo do nível de glicose no plasma

Estudos recentes demonstraram taxas de insucesso semelhantes entre diabéticos bem controlados e controlos não diabéticos

Prevenção

- Rastreio da diabetes nos doentes
- Se o doente for diabético, consultar um médico
- Se não for controlado, o tratamento é adiado até que a doença esteja sob controlo
- Profilaxia antibiótica perioperatória, técnica asséptica, manuseamento atraumático de tecidos e acompanhamento frequente e próximo

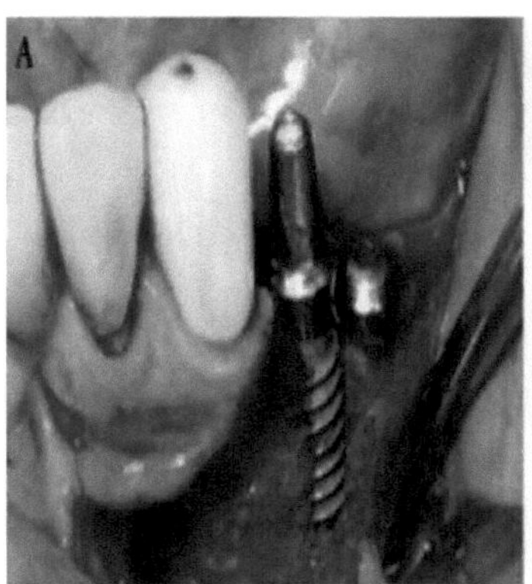

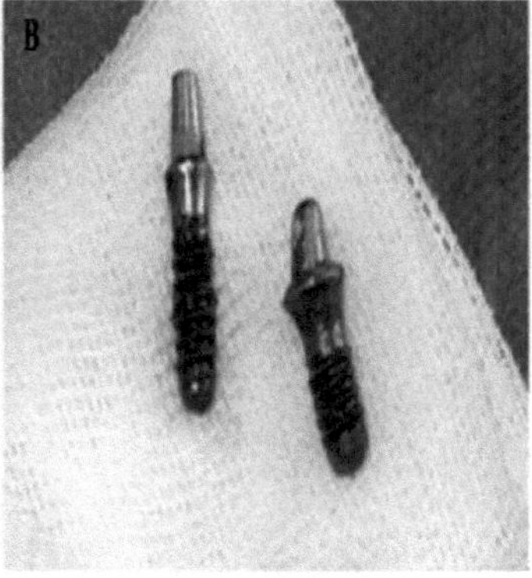

(FIG. 5) Mulher de 59 anos com Diabetes Mellitus Tipo II A e B, Fotografia clínica da falha do implante do primeiro pré-molar inferior.

HÁBITOS

1) Fumar:

O tabagismo, um comportamento prevalente na nossa população, constitui uma exposição sistémica ou um fator de risco para vários resultados adversos para a saúde, incluindo a perda de dentes e implantes. Estudos demonstraram que um dos principais factores que conduzem ao insucesso dos implantes é o tabagismo (Fig.

6). É provável que o tabagismo prolongado predisponha as pessoas para uma má qualidade óssea, o que afecta diretamente o tempo de vida dos implantes dentários (Fig. 7). É também provável que a vascularização reduzida do osso seja o mecanismo predominante para o insucesso nos fumadores.[28]

A maioria dos implantologistas não aceita um fumador para terapia com implantes, a não ser que seja seguido um protocolo rigoroso de cessação antes de iniciar o tratamento nesse doente. Isto resulta numa melhoria do fluxo sanguíneo e do estado geral em poucas semanas.[28] Os fumadores estão duas vezes mais predispostos a falhas do que os não fumadores.

Significado

- Provoca vasoconstrição alveolar e diminuição do fluxo sanguíneo
- Cicatrização de feridas prejudicada devido ao comprometimento da função dos leucócitos polimorfonucleares, aumento da adesividade plaquetária, bem como vasoconstrição causada pela nicotina.
- Má qualidade óssea
- Em caso de má higiene oral, os fumadores têm 3 vezes mais perda óssea marginal do que os não fumadores

Recomendações:

a. Obter um historial de tabagismo
b. Aconselhamento sobre os riscos de rutura periodontal
c. Aconselhamento sobre o prognóstico.

d. Cessação do tabagismo

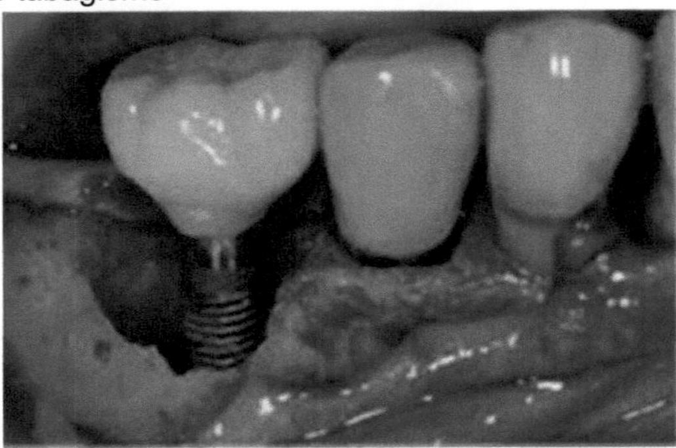

(FIG. 6) Fumar representa um risco maior para os tecidos duros e moles, provocando a sua inflamação e incapacidade de regeneração adequada. Esta condição é designada por Peri-implantite

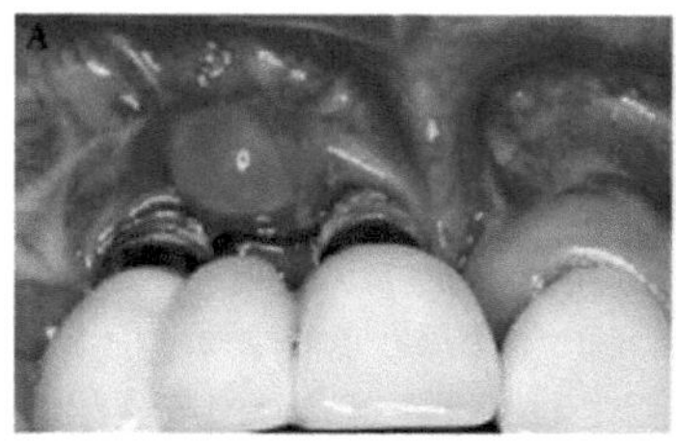

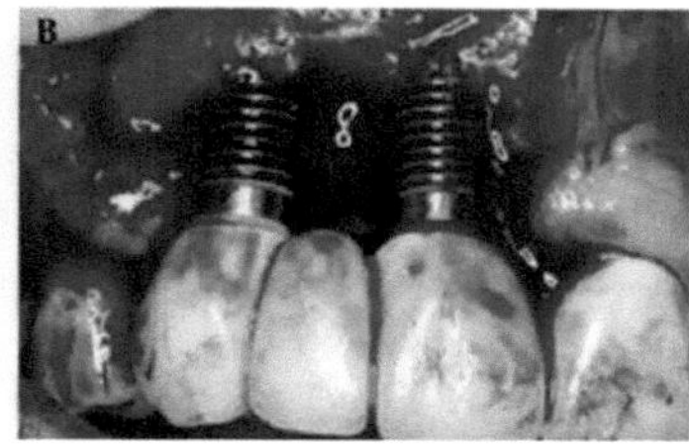

(FIG. 7) Paciente fumador com insucesso a longo prazo dos implantes do incisivo central maxilar e do canino. O paciente fumou 2 maços de cigarros por dia durante 6 anos; A, vista clínica; B, a perda óssea crestal é obviamente demonstrada após a reflexão do retalho.

2) <u>Os hábitos parafuncionais:</u>

Os hábitos parafuncionais, como o bruxismo e o apertamento, criam complicações mecânicas e biológicas relacionadas com os componentes protéticos, os materiais e o hardware de ancoragem óssea ou o estado de osteointegração. O bruxismo é o ranger de dentes multidirecional e não funcional. O apertamento ocorre numa só direção (verticalmente). O bruxismo é mais agressivo. A atrição geralmente aparece nas bordas incisais dos dentes anteriores (Fig. 8).[29]

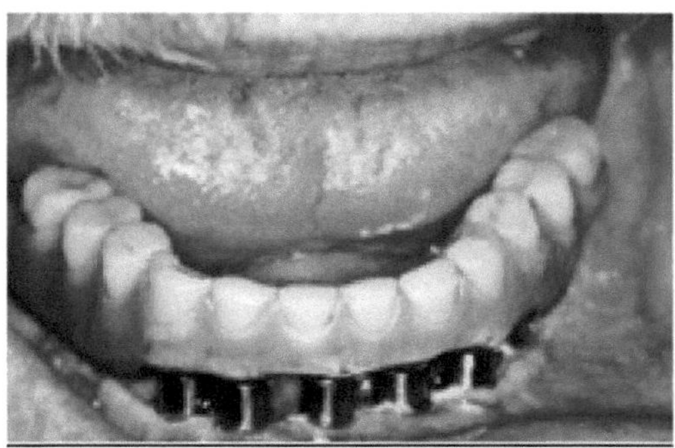

(FIG. 8) Este doente com bruxismo fracturou cinco dos seis corpos do implante

<u>Significado</u>

- Causa mais comum de perda óssea do implante ou falta de fixação rígida durante o primeiro ano após a inserção do implante[29]
- Manifesta-se normalmente como um afrouxamento do parafuso de ligação devido a sobrecarga
- As falhas são mais elevadas no maxilar devido à diminuição da densidade óssea[29]
- As forças são superiores ao limite fisiológico normal de carga mastigatória (até

1000 psi).

Prevenção

- Aumento do número de implantes a colocar
- Evitar cantilevers e contactos oclusais na excursão lateral
- Utilização de uma tala oclusal que é aliviada sobre o implante.
- Utilização de um implante de diâmetro largo para proporcionar uma maior área de superfície.
- Carga óssea progressiva e desenho protético que melhora a distribuição das tensões ao longo do sistema de implantes (Misch).[28]

ESTADO ORAL

1) **Cuidados domiciliários deficientes:**

Foi estabelecida uma relação direta entre a acumulação de placa dentária e o início e progressão da gengivite. Subsequentemente, a placa dentária é um dos principais factores que conduz ao fracasso do implante (Fig. 9). Uma vez que as fibras do tecido conjuntivo supra-ósseo estão orientadas paralelamente à superfície do implante, este é suscetível à acumulação de placa bacteriana e à entrada de bactérias, ou seja, à perda espontânea do selamento perimucoso e a um aumento do número de espiroquetas que libertam enzimas proteolíticas que dissolvem a fibrina, enzimas semelhantes à tripsina que perturbam a adesão entre células e produtos finais metabólicos que são citotóxicos para os tecidos gengivais. Para além disso, a natureza da superfície do implante parece influenciar a colonização bacteriana. Isto explicaria as diferentes respostas dos diferentes sistemas de implantes à placa dentária.[28]

Significado

- Principal fator de insucesso dos implantes.
- A acumulação de placa bacteriana leva à perda de vedação da permucosa e à entrada de bactérias.
- Os agentes patogénicos são semelhantes aos que causam a periodontite.
- Pode ocorrer a propagação da infeção a partir dos dentes vizinhos.

Prevenção[28]

- Recomenda-se que o doente seja reavaliado frequentemente, de preferência com um intervalo mínimo de 3 meses. Devem ser efectuados índices periodontais, sangramento à sondagem e avaliação radiográfica, utilizando sondas com ponta de plástico para verificar a profundidade das bolsas.
- O desbridamento dos tecidos moles deve ser efectuado com curetas de plástico e pontas de plástico para scalers ultra-sónicos, e devem ser utilizados medicamentos antimicrobianos tópicos e sistemáticos.
- Os programas de manutenção devem ser concebidos numa base individual,

com intervalos precisos de revisão, métodos de remoção da placa bacteriana e do cálculo e agentes antimicrobianos adequados para a manutenção em redor dos implantes.

- Prever um espaço sob a superestrutura para permitir a utilização de auxiliares de limpeza.

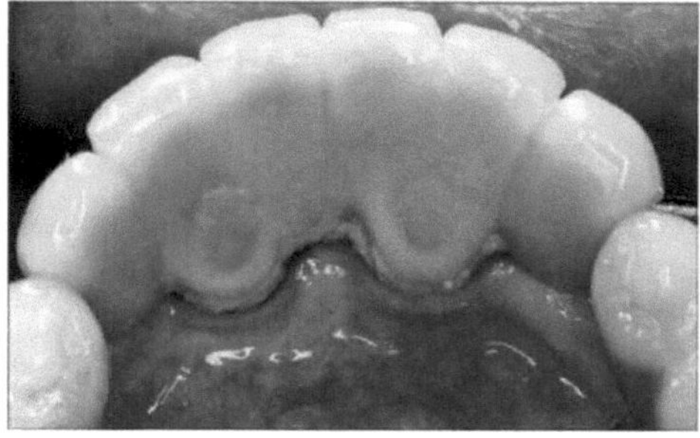

(FIG. 9) Placa e cálculo na superfície lingual de uma prótese implanto-suportada na mandíbula, resultando em sinais clínicos de inflamação e mucosite periimplantar.

2) <u>Periodontite juvenil e rapidamente progressiva:</u>

A transmissão de organismos periodontopáticos de locais de periodontite para locais de implantes na mesma boca é um acontecimento provável. Este facto chama a atenção do clínico para a potencial infeção cruzada dos locais de periodontite para os locais de implante. Parece existir uma forte ligação entre um doente com problemas periodontais e o insucesso dos implantes dentários. Este facto é evidenciado pelos resultados do aumento da flora anaeróbia gram-negativa com níveis elevados de espiroquetas associados a implantes fracassados. As evidências destes estudos apoiam o conceito de que a microbiota está associada a implantes estáveis e fracassados de dentes periodontalmente saudáveis e doentes, respetivamente.

Uma explicação para a reabsorção óssea é que os mediadores inflamatórios, como a prostaglandina E, a interleucina 1 B e, possivelmente, a IL 6, produzidos pelas células inflamatórias crónicas dos tecidos periodontais, iniciam vias que estimulam a reabsorção óssea osteoclástica.[28]

Finalmente, se fosse permitido que organismos periopatogénicos de locais próximos colonizassem a nova interface mucoimplante, um potencial processo infecioso poderia levar à perda do implante e à falha da prótese, especialmente no momento da conexão do pilar. Por conseguinte, a necessidade de um protocolo clínico que inclua a eliminação da doença periodontal em potenciais pacientes com implantes é obrigatória.[2]

TERAPIA DE IRRADIAÇÃO

A relação entre o insucesso dos implantes dentários e os pacientes irradiados não é clara. A irradiação para o tratamento do cancro oral não parece reduzir a taxa de sobrevivência dos implantes em comparação com os colocados no maxilar não irradiado. O principal problema dos doentes irradiados é a diminuição do fluxo salivar, a possibilidade de infeção devido à diminuição do fluxo sanguíneo e a possibilidade de osteorradionecrose. A complicação da radiação começa quando a dose excede os 64 Gy.[28]

Alguns autores afirmam que a maxila é mais suscetível de falhar com os implantes dentários após a irradiação, enquanto que os efeitos secundários são mais graves na mandíbula, devido ao seu fornecimento sanguíneo inferior. O período de espera entre o fim da radioterapia e a colocação do implante não está definido. Alguns autores sugerem 3 a 6 meses. Outros sugerem 6 meses porque após 6 meses é expetável que se inicie fibrose nos tecidos irradiados como resultado da redução da reprodutibilidade celular e isquémia progressiva. Outros recomendam um período de espera de 12 meses.[28]

Significado

- Xerostomia
- Suscetibilidade à infeção
- Osteoradionecrose
- A endarterite dos vasos provoca uma diminuição do fornecimento de oxigénio
- Importante em doentes que necessitam de próteses maxilofaciais implanto-suportadas após tratamento do cancro.

Prevenção

- Oxigenoterapia hiperbárica, especialmente na maxila, para melhorar a capacidade de cicatrização e evitar a ulceração dos tecidos moles, bem como para reduzir a formação de tecido fibroso.
- Período de espera de 6-12 meses entre a radioterapia e o tratamento com implantes.
- Aguardar um período de cicatrização mais longo após a colocação do implante.[28]

QUIMIOTERAPIA SISTÉMICA EM DOENTES COM CANCRO

A quimioterapia sistémica tem-se tornado cada vez mais importante no tratamento do cancro. Infelizmente, com a utilização de fármacos citotóxicos anticancerígenos surgem efeitos orais adversos, tais como infeção, hemorragia, mucosite e dor. Podem ocorrer complicações infecciosas, como infecções peri-implantares localizadas e dolorosas, bem como numerosos episódios de febre e septicemia. Além disso, nalguns doentes, a mucosa oral atrófica sofre abrasões e lacerações dolorosas. Todas as complicações infecciosas, hemorrágicas e da mucosa seguem o ciclo citotóxico e mielossupressor induzido pela quimioterapia. A gestão adequada de um doente dentário prestes a ser submetido a quimioterapia exige que os implantes sejam removidos antes da terapia ou mantidos com cuidados de proteção.[6]

Prevenção :[6]

- Uma avaliação dentária antes da quimioterapia.
- Podem ser realizados procedimentos dentários definitivos para eliminar infecções ou focos hemorrágicos.
- O estado dos implantes deve ser avaliado. Os implantes com profundidade de bolsa inferior a 3 mm podem ser mantidos durante a quimioterapia. Os implantes com profundidade de bolsa entre 4 e 5 mm devem ser cuidadosamente examinados e os implantes com profundidade de bolsa superior a 6 mm devem ser removidos.
- Decisão a tomar entre a remoção ou a retenção do implante dentário.
- Os implantes que permanecem no local durante a quimioterapia devem ser avaliados quanto ao seu potencial para desgastar os tecidos atróficos.
- É preferível fabricar um protetor bucal personalizado para cobrir os componentes do implante expostos durante estes períodos.
- Se os implantes forem mantidos, deve ser efectuada uma manutenção rigorosa da higiene dos implantes durante a quimioterapia e um acompanhamento rigoroso após a mesma.

B. COLOCAÇÃO CIRÚRGICA[6]

1. Cicatrização prejudicada e infeção devido à conceção incorrecta do retalho
2. Sobreaquecer o osso e exercer demasiada pressão
3. Contaminação do corpo do implante antes da inserção
4. Colocação do implante num local de enxerto ósseo imaturo
5. Colocação do implante no local infetado
6. Angulação grave
7. Espaço mínimo entre implantes
8. Falta de estabilização inicial

1. CICATRIZAÇÃO PREJUDICADA E INFECÇÃO DEVIDO A UM DESENHO INCORRECTO DO RETALHO[6]

A cicatrização de feridas é uma das considerações básicas em cirurgia. Um problema com a cirurgia de implantes dentários é que a maioria dos dispositivos de implantes é inserida num campo contaminado, ou seja, a cavidade oral. A conceção incorrecta do retalho pode conduzir a uma infeção precoce no local do implante, o que comprometeria o estado do implante.[28] Os sinais clínicos de infeção observados durante o período pós-operatório submerso podem levar a um risco acrescido de fracasso do implante.[6] Além disso, as condições sistémicas como a diabetes, a anemia, a uremia e a iterícia desempenham um papel importante na cicatrização das feridas.

Recomenda-se que os procedimentos cirúrgicos básicos, o desenho do retalho, o fornecimento de sangue, a visibilidade, o acesso e o encerramento primário sejam os factores que devem ser considerados na colocação do implante.[28]

Prevenção :[28]

- A manutenção de um fornecimento adequado de sangue e a redução do traumatismo cirúrgico dos tecidos duros e moles diminuem as causas perioperatórias dos implantes falhados.
- A cirurgia atraumática minimiza o risco de infeção pós-operatória e optimiza o processo de cicatrização.
- O desenho correto da incisão mantém um fornecimento adequado de sangue. Devem ser utilizados retalhos cirúrgicos de base ampla com incisões tão longas que permitam uma mobilização e retração suficientes para a visualização.
- Quando existe uma quantidade mínima de tecido queratinizado, a incisão deve ser colocada vestibular ou labialmente à crista alveolar, ligeiramente para dentro da mucosa não ligada, minimizando a possibilidade de comprometer o fornecimento de sangue.
- São recomendadas as incisões vestibular e crestal. A incisão crestal é mais fácil e mais rápida de efetuar. A vantagem da incisão vestibular é que, uma vez que o implante não se encontra diretamente sob a incisão, há menos hipóteses de deiscência e exposição do implante.
- Os retalhos devem ser fechados sem tensão e o epitélio de superfície não deve entrar em contacto com o periósteo, uma vez que tal pode provocar um atraso na cicatrização e na abertura da incisão (Fig. 10).

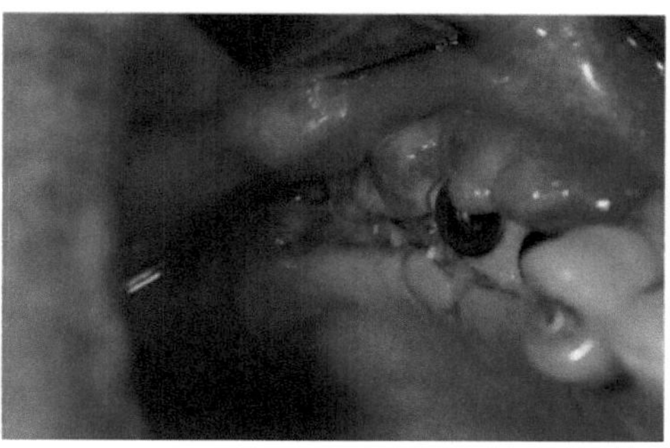

(FIG. 10) Deiscência do retalho após a colocação do implante

2. SOBREAQUECER O OSSO E EXERCER DEMASIADA PRESSÃO

A elevação mínima da temperatura durante a perfuração cirúrgica do osso é um fator chave na técnica cirúrgica atraumática. O controlo da temperatura durante a preparação da osteotomia é um fator importante quando se pretende uma osteointegração antecipada.[29] A morte das células ósseas ocorre a uma temperatura de 47 graus ou superior quando a perfuração é efectuada durante 1 minuto.[28]

Existe uma forte correlação entre o sobreaquecimento do osso e a falha do implante. Por conseguinte, a experiência e a competência do médico são factores importantes para evitar este tipo de falha. Além disso, a pressão excessiva sobre o implante conduzirá à perda de osso devido à necrose das células ósseas.

Devido aos danos nas células ósseas, forma-se uma interface de tecido conjuntivo entre o implante e o osso viável, levando assim à perda de integração. Um ligeiro sobreaquecimento, que não é prejudicial, pode causar perda óssea pós-operatória à volta do local do implante. Recomenda-se a utilização de uma velocidade não superior a 2000 rpm com uma série graduada de tamanhos de broca e que a irrigação externa ajude a evitar o aquecimento do osso (Fig.11). O osso esponjoso deve ser perfurado a 800 rpm e o osso denso a 1500 rpm.[28]

Prevenção[28]

- Utilização de irrigação abundante com soro fisiológico normal arrefecido, que arrefece o osso e diminui a acumulação de resíduos de corte. A água destilada não deve ser utilizada, pois provoca a morte rápida das células ósseas.
- Não é necessário exercer pressão durante a perfuração
- Séries graduadas de exercícios a utilizar
- Utilização de brocas afiadas a alta velocidade

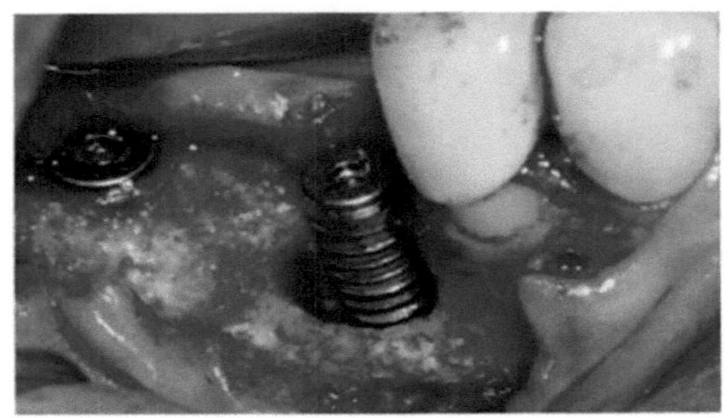

(FIG.11) Falha do implante três meses após a inserção, sem evidência de Razão num adulto jovem geralmente saudável.It é provável que o insucesso se deva à falta de observação dos princípios cirúrgicos, como a irrigação adequada, que levou à necrose óssea.

3. CONTAMINAÇÃO DO CORPO DO IMPLANTE ANTES DA INSERÇÃO

O implante pode ser contaminado devido a erros do fabricante, pelo operador ou por bactérias (cavidade oral). Uma superfície de implante contaminada com bactérias pode ser derivada da contaminação da placa durante a colocação do implante. As bactérias povoam a superfície, colonizam e tornam-se resistentes aos antibióticos. Isto afectará diretamente os tecidos que rodeiam o implante.[28]

É interessante notar que a autoclavagem de um implante contaminado irá assar as bactérias na superfície do implante, de modo que, quando o implante é colocado no corpo, torna-se quase impossível para as células fagocíticas limparem este material. Este facto pode contribuir para o insucesso de um implante, uma vez que impede a adaptação estreita do osso. A superfície do implante deve ser limpa com uma unidade de descarga luminescente por radiofrequência ou com um aparelho de limpeza por plasma. Os implantes dentários também podem ser contaminados através da transferência de metal. Sugere-se que todos os instrumentos que entram em contacto com os implantes tenham uma ponta de titânio para evitar a contaminação por metais. Outro fator que contamina a superfície do implante é o pó de luva, que actua como uma película sobre o corpo do implante se houver contacto.[28]

As principais considerações são a proteção do doente e do pessoal contra a contaminação cruzada, bem como a proteção da superfície do implante contra a contaminação durante o processo de instalação.

Procedimento principal de limpeza e esterilização

1. Limpar e desinfetar os instrumentos e as brocas numa máquina de lavar louça.

   Alternativa: Desinfetar, limpar à mão e colocar num aparelho de limpeza por ultra-sons.

2. Secar os instrumentos. Colocar nos pacotes de esterilização.
3. Esterilizar o instrumento utilizando um autoclave a vapor

4. COLOCAÇÃO DE IMPLANTES EM SÍTIOS COM ENXERTOS ÓSSEOS IMATUROS.

O problema com a colocação de implantes em osso enxertado é o timing, ou seja, se o implante for carregado antes de o osso circundante amadurecer, passando de osso trançado a osso lamelar, a incidência de falhas é muito maior devido à natureza do osso trançado.[30]

O osso tecido é o primeiro e mais rápido tipo de osso a formar-se à volta da superfície do implante. Está apenas parcialmente mineralizado. O osso lamelar é ideal para o suporte protético de implantes.[30]

O período de espera é obrigatório para a sobrevivência do implante nos casos de locais com osso enxertado (de 6 a 9 meses). Qualquer tentativa de colocar este implante em funcionamento antes do tempo previsto significa que o tecido ósseo será sobrecarregado, afectando negativamente a sobrevivência do implante.[30]

5. COLOCAÇÃO DE IMPLANTE NO LOCAL INFECTADO

Durante as fases iniciais da osseointegração, o implante é particularmente vulnerável à infeção de uma lesão endodôntica adjacente. Foi sugerido que um implante não tem a capacidade de resistir a qualquer desafio bacteriano durante a primeira fase de osteointegração, e que uma lesão endodôntica pode viajar através dos espaços medulares e contaminar um implante adjacente (Fig.12). Esta vulnerabilidade pode ser explicada pela ausência de um ligamento periodontal e porque, após a colocação de um implante, o osso interfacial sofre reabsorção, tal como proposto por Branemark et al.

Outra situação que pode levar ao insucesso é a colocação imediata de um implante numa cavidade infetada devido à presença prévia de um dente infetado.[28]

Além disso, a colocação de um implante numa cavidade quística ou na sua proximidade não implica necessariamente uma falha imediata do implante. Mais tarde, pode ficar comprometido devido à expansão do quisto.[28]

Prevenção

- Exame cuidadoso
- Evitar a colocação em alvéolos infectados
- Período de espera de 2-6 meses indicado
- A desinfeção das mucosas, a preparação da pele e o isolamento do campo cirúrgico com campos de proteção podem ser efectuados ao nível adequado

para o procedimento pretendido.[28]

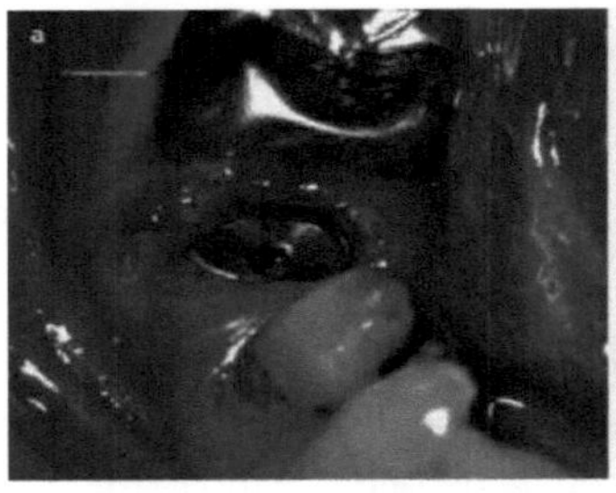
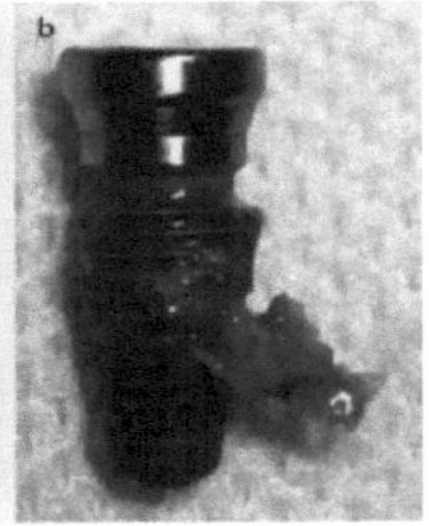

(FIG.12) (a) Falha do implante devido à colocação no local infetado (b) Implante removido

6. ANGULAÇÃO GRAVE[28]

A colocação incorrecta do implante pode resultar num desenho da estrutura que compromete a estética e a distribuição da força no implante. Deve ser mantida a angulação intra-operatória, bem como a manutenção do paralelismo entre os implantes e entre os implantes e a dentição natural (Fig. 13). Embora os implantes demasiado para vestibular ou numa versão lingual possam integrar-se com sucesso, tal pode causar uma deiscência óssea, uma falta de suporte bicortical e eventuais hipóteses de exposição. Os implantes de versão lingual podem irritar os tecidos móveis do pavimento da boca. Os implantes na mandíbula anterior devem ser colocados em forma de U, uma vez que esta configuração proporciona a máxima estabilidade. Um stent cirúrgico cuidadosamente construído e preciso ajuda a minimizar os erros no alinhamento e na posição do implante. Deve-se ter cuidado para que os dentes da dentição natural oposta não sejam supra-erupcionados, pois isso pode diminuir a distância interoclusal e interferir no processo de perfuração e no desenvolvimento de um plano de oclusão funcional. Não considerar esta discrepância no pré-operatório ou não a ter em conta no intra-operatório, compromete o procedimento e pode exigir uma segmentalosteotomia posterior para corrigir a relação da arcada no pós-operatório.[28]

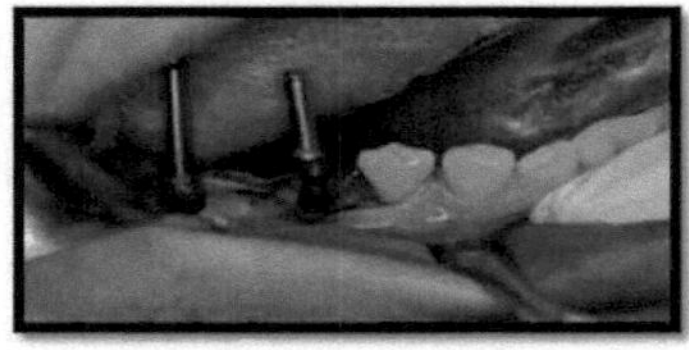

(FIG. 13) O paralelismo do implante pode ser verificado com a ajuda de pinos-guia

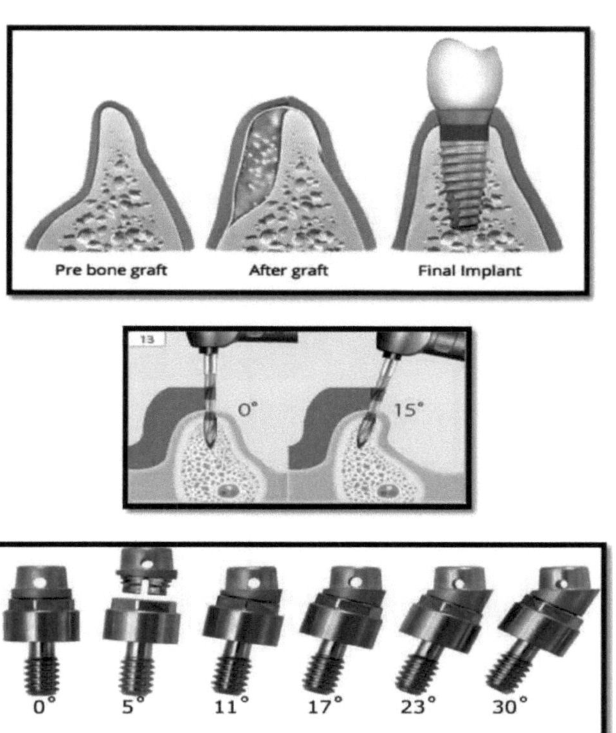

FIG. 14. Em caso de reabsorção grave do processo alveolar, o cirurgião tem de optar por uma das 3 opções: 1. Enxertar a área, 2. Colocar o implante com uma angulação, 3. Colocar pilares angulados

Embora os clínicos se esforcem por obter uma angulação e uma posição da arcada corretas, ocorrem frequentemente situações clínicas menos que ideais. Durante a colocação do implante, o cirurgião pode encontrar-se perante um grande problema devido à reabsorção do processo alveolar (Fig.14). O cirurgião tem uma de três opções: 1. Recomenda-se a pré-reposição da posição do implante através de enxerto para evitar a carga de offset (Fig.15). Diz-se que a carga de offset ocorre quando as cargas oclusais caem tangencialmente num ângulo, ou paralelamente, à crista do osso, resultando numa combinação de vectores de força, principalmente tensões de cisalhamento e de tração.[28] Os implantes com forma de raiz endóssea distribuem melhor a carga oclusal numa direção axial, mas se a carga oclusal estiver numa direção lateral, são geradas muitas tensões prejudiciais diretamente na crista do osso, levando à falha do implante.

implante.[28] 2. Colocar o implante com uma angulação . 3. Colocar pilares angulados. Foi proposto um conceito segundo o qual uma alteração de ângulo superior a 25 graus provocará a falha de um implante. Com base na análise de elementos finitos, foi observado um aumento das concentrações de tensão para implantes não colocados perpendicularmente em relação às forças aplicadas.[28]

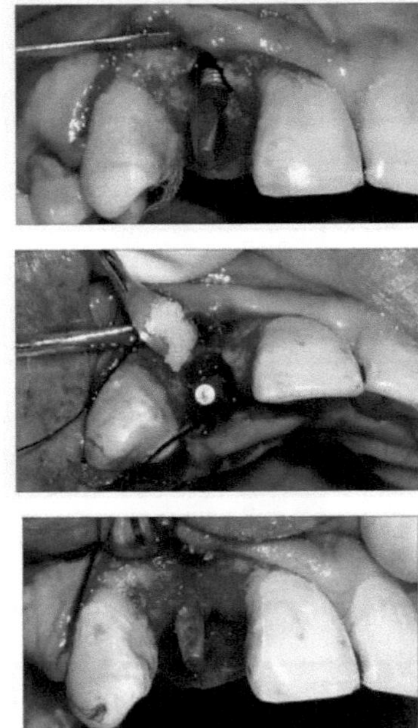

FIG. 15 Implantes falhados preparados para enxerto ósseo

Recuperação protética de erros cirúrgicos na colocação de implantes

A capacidade de corrigir angulações de fixação adversas para a reconstrução protética é, por conseguinte, um aspeto necessário e importante da reabilitação com implantes.

Conceitos de correção:

1. Ligeira angulação: A restauração cimentada ou não aparafusada pode produzir um resultado satisfatório. Com menos de 15^0 de correção do ângulo, são mais adequados pilares fundidos personalizados ou pilares com desenho de coifa.
2. Angulação moderada: (15^0 a 30°) componentes pré-maquinados concebidos para a colocação de parafusos. A única desvantagem dos pilares angulados cónicos pré-maquinados é a sua falta de estabilidade rotacional para coroas unitárias. A melhor opção de coroa unitária é a restauração cimentada num pilar do tipo

coping. A superfície facial pode ser mais fina, um pilar de colarinho mais curto ou a utilização de uma restauração de porcelana fundida com metal. O kit de seleção de pilares é um auxiliar de diagnóstico para a seleção de pilares em qualquer situação em que persista um problema de falta de espaço ou angulação.

3. Angulação severa: O aspeto mais crítico aqui é a preservação dos contornos dos tecidos moles na zona estética. Por conseguinte, é necessário planear alterações direcionais antes da cirurgia de fase II, de modo a que os componentes de cicatrização perfurem os tecidos a um nível inferior e mais compatível com a construção de coroas ou pontes.[28]

7. ESPAÇO MÍNIMO ENTRE IMPLANTES

A maioria dos fabricantes de implantes recomenda um espaço de 4 a 7 mm entre os implantes vizinhos para permitir um espaço biológico suficiente para evitar a necrose que pode ocorrer devido a uma diminuição do fornecimento de sangue.[28]

Além disso, um espaço suficiente entre os implantes permite manter um protocolo de higiene adequado.

Meffert propôs que o espaço mínimo entre um implante e um dente natural vizinho não deve ser inferior a 3 mm, para evitar o comprometimento da irrigação sanguínea do ligamento periodontal (Fig. 16).

O espaço mínimo entre dois implantes adjacentes deve variar entre 3 mm e 5 mm, consoante o tipo de osso.

Além disso, quanto mais denso for o osso, maior será o espaço necessário.[28]

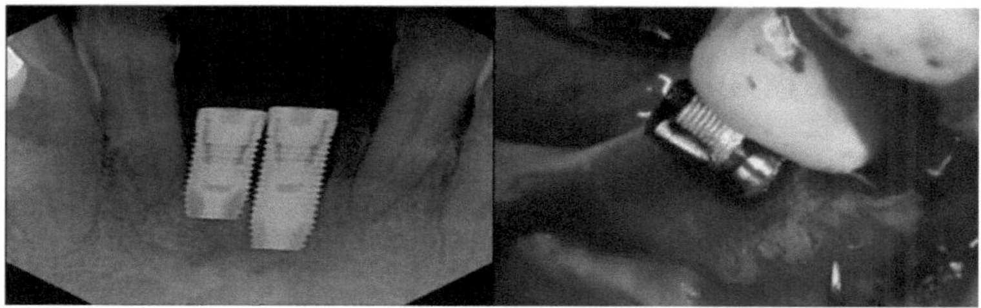

(FIG. 16) Radiografia de dois implantes anteriores mandibulares colocados demasiado perto uns dos outros (sem espaço proximal), resultando em implantes que serão impossíveis de restaurar. Colocação incorrecta de implantes dentários sem espaço intra-oclusal suficiente.

8. FALTA DE ESTABILIZAÇÃO INICIAL

A utilização de força excessiva para desbloquear uma broca bloqueada durante a preparação do local, o posicionamento incorreto da mão do cirurgião durante a perfuração ou rosca, a má qualidade do osso e a utilização do apoio para os dedos durante a preparação da osteotomia são factores que podem levar a uma osteotomia demasiado grande.[28] A lesão das células ósseas com subsequente necrose e a preparação elíptica do local com subsequente encapsulamento do tecido mole à volta do corpo do implante são aspectos resultantes destes factores.

Existem dados suficientes registados relativamente ao tamanho do espaço entre o implante e o osso que levaria ao fracasso. Uma vez que o tamanho do espaço não é definitivo, um ligeiro sobredimensionamento da osteotomia pode não constituir um problema grave. Numa investigação experimental, os espaços na ordem dos 0,25 mm à volta dos implantes CPTi cicatrizaram, mas com menos contacto ósseo do que os controlos. Quando o tamanho do espaço aumentou para 0,7 mm-1,7 mm, verificou-se a formação de uma fina camada de tecido mole à volta do implante. A taxa de sucesso da terapia com implantes pode ser melhorada através da organização do contacto ósseo do implante.[28]

Prevenção

- Dominar as competências cirúrgicas
- Pega correta do berbequim
- Utilização de berbequins afiados

C. CONCEPÇÃO E BIOMECÂNICA DOS IMPLANTES

O planeamento do tratamento de pacientes que procuram próteses suportadas por implantes tornou-se complexo devido à grande variedade de opções protéticas disponíveis. Para compreender o mecanismo de falha que ocorre nos implantes, é necessário um conhecimento complexo da biomecânica e das caraterísticas de conceção dos implantes.[28]

A gestão biomecânica da carga depende de dois factores

1. Carácter da força aplicada
2. Área de superfície funcional sobre a qual o implante é dissipado.

CARÁCTER DAS FORÇAS APLICADAS-

As forças são caracterizadas em termos de factores distintos, embora relacionados. São eles:

a. Magnitude
b. Duração
c. Tipo
d. Direção
e. Ampliação

Magnitude da força: Os implantes dentários são sujeitos a cargas oclusais quando colocados em função. A magnitude das forças de mordida varia em função das regiões anatómicas e do estado da dentição. As forças de mordida variam entre 50-500 psi, sendo as mais elevadas em parafunção, ou seja, 900 psi. Após períodos prolongados de edentulismo, a base óssea torna-se menos densa. O osso menos denso pode deixar de ser capaz de suportar as forças de mordida fisiológicas normais sobre os implantes e levar ao fracasso.[30]

Influência na seleção do biomaterial: Materiais como o silicone, a hidroxiapatite e o carbono são caracterizados por resistências finais demasiado baixas quando utilizados como biomaterial de implante primário, embora sejam bastante biocompatíveis com os tecidos biológicos. Por conseguinte, são utilizados como revestimentos num material de substrato mais forte. O titânio e as suas ligas são considerados os biomateriais de implante mais biocompatíveis e bem sucedidos. Também devido à grande aproximação do módulo de elasticidade ao do osso, o titânio é o material escolhido.[30]

Misch referiu os seguintes exemplos de falhas de implantes que ocorrem devido a uma escolha incorrecta do biomaterial.[30]

1. Os implantes de carbono vítreo optimizam o módulo de elasticidade sem prestar a devida atenção às considerações relativas à resistência final. Devido à resistência inadequada, desenvolveram-se microfissuras no corpo do implante e foi assim introduzida uma via de fluidos biológicos no pilar interno de aço inoxidável, o que levou a uma corrosão dramática e à subsequente libertação de iões metálicos no ambiente oral. A inflamação grosseira dos tecidos levou finalmente ao fracasso.
2. Al O_{23} Os implantes cerâmicos optimizam a resistência à tração final sem prestar a devida atenção ao módulo de elasticidade. O módulo de elasticidade da cerâmica é aproximadamente 33 vezes mais rígido do que o do osso. O resultado foi que a cerâmica mais rígida absorveu toda a carga oclusal e o osso interfacial sofreu um efeito de proteção contra o stress, uma vez que o osso tem de receber mais de 50 microstain para funcionar numa janela de tensão fisiológica. A cerâmica muito rígida, que suporta uma carga desproporcionada, conduzirá o osso a uma "atrofia por desuso" e resultará no fracasso do implante.

Duração da força: Os dentes juntam-se durante a deglutição e a alimentação apenas por breves contactos. A duração da força é uma restrição importante que afecta a falha do implante.

Os materiais sujeitos a cargas repetitivas correm um maior risco de falha por fadiga A resistência à fadiga pode ser definida como a tensão mais elevada a que um material pode ser submetido repetidamente sem falhar. Este limite de resistência do material, quando excedido, resulta em falha.[30]

A resistência à fadiga das ligas de titânio é 4 vezes superior à do titânio de grau I e quase 2 vezes superior à do titânio de grau 4. Assim, a fratura a longo prazo de corpos e componentes de implantes pode ser drasticamente reduzida com a utilização de ligas de titânio em vez de qualquer grau de titânio comercialmente puro.[30]

Carga fora do eixo: A carga fora do eixo de um implante ou dos seus componentes protéticos, mesmo com uma magnitude de força relativamente baixa, também pode causar falha e/ou fratura dos componentes do implante (Fig. 17).

Os implantes dentários foram concebidos para serem carregados ao longo do seu eixo longo e o corpo do implante é particularmente suscetível à fratura. Devido à fadiga, com cargas de flexão no plano vestibulolingual. Estas cargas de flexão transversais podem ser causadas por contactos prematuros, bruxismo e implantes com ângulos significativos ($>45^0$).[3 0]

A capacidade dos implantes e dos parafusos do pilar para resistir à fratura devido a cargas de flexão está diretamente relacionada com os momentos de inércia dos componentes. Isto é uma função da geometria da secção transversal do componente.

Os corpos dos implantes são particularmente susceptíveis à fratura por fadiga na extensão apical do parafuso do pilar dentro do corpo do implante ou no módulo da crista à volta de um parafuso do pilar que não tenha contacto direto (por exemplo, com um hexágono interno). Nestas regiões, a secção transversal do corpo do implante pode ser modelada como um anel semelhante à secção transversal de um tubo.[30]

Fórmula para a resistência à fratura por flexão= (Raio exterior)^4 - (Raio interior)^4

A espessura da parede do corpo do implante nesta região controla a resistência à fadiga por fratura.

Por conseguinte, concluiu-se que uma secção transversal anular reduzida conduz a um menor momento de inércia e, por sua vez, resulta na falha do implante.

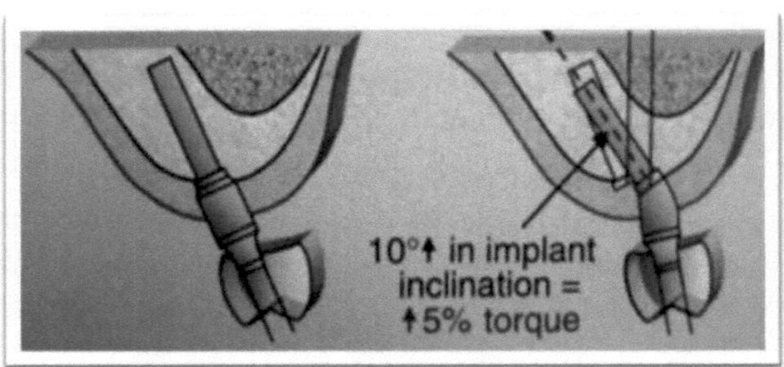

(FIG.17) O aumento da inclinação do implante em 10 graus aumenta o binário em 5%.

Tipo de força: A força pode ser dividida em três tipos (Fig.18).

a. Compressão
b. Tensão
c. Cisalhamento

O osso é mais forte quando carregado em compressão, 30% fraco em forças de tração e 65% fraco em cargas de cisalhamento. Assim, quanto maiores forem as forças de cisalhamento, maior será a fratura do osso e maior será a incidência de falhas. Por isso, as forças de cisalhamento devem ser minimizadas alterando o desenho do implante.[30]

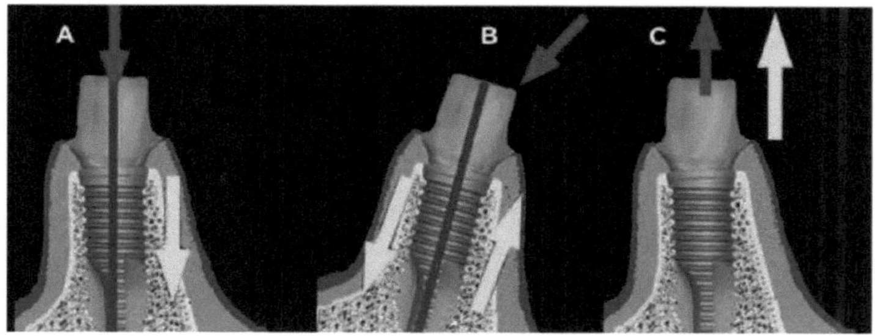

FIG.18 A. Compressão B. Cisalhamento C. Forças de tração

Influência do desenho do corpo do implante

Um corpo de implante cilíndrico liso resulta essencialmente numa força de cisalhamento na interface entre o implante e o osso. Recomenda-se a utilização de um sistema de retenção microscópico através do revestimento do implante com titânio ou hidroxiapatite para implantes lisos.

Os implantes roscados têm a capacidade de transformar o tipo de força imposta na interface óssea através do controlo cuidadoso da geometria da rosca. Existem três formas básicas de rosca[30] (Fig. 19):

a. Quadrado
b. Em forma de V
c. Contraforte

Sob cargas axiais num implante dentário, uma rosca em V é comparável à rosca de reforço, em que o ângulo da face é semelhante, e possui um componente de força de cisalhamento aproximadamente 10 vezes maior do que a rosca quadrada ou power. Uma redução da carga de cisalhamento na interface entre a rosca e o osso reduz o risco de sobrecarga, o que é particularmente importante no osso D3 e D4 comprometido.

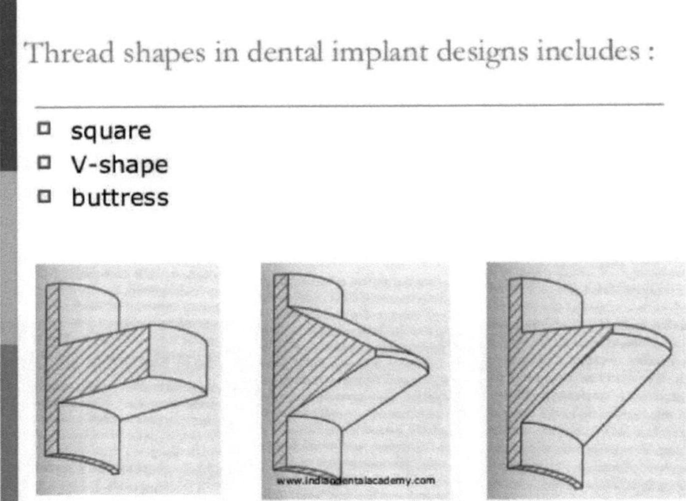

FIG.19. TRÊS FORMAS BÁSICAS DE ROSCA

<u>Direção da força:</u> A anatomia do maxilar e da mandíbula, o padrão de reabsorção após edentulismo prolongado, os rebaixos ósseos, condicionam a colocação do implante e, consequentemente, a direção da força.

Na sua maioria, todos os rebaixos ocorrem nos aspectos faciais do osso, com exceção do maxilar posterior. Por conseguinte, os corpos dos implantes são frequentemente inclinados para a lingual para evitar a penetração no rebaixo facial durante a inserção.

O osso é mais forte quando carregado no seu eixo longo, tanto em compressão como em tensão. Um desvio de 30° diminui a resistência à compressão em 11% e a resistência à tração em 25%.[30]

<u>Influência da direção da força na conceção do corpo do implante:</u>

À medida que o ângulo de carga aumenta, as tensões à volta do implante aumentam, o que predispõe ao fracasso. Praticamente todos os implantes são concebidos para serem colocados perpendicularmente à planta oclusal. Isto permite uma maior carga axial, reduzindo assim a tensão na crista.

O alinhamento axial coloca menos tensão nos componentes do pilar e diminui o risco de fratura a curto e longo prazo.

O ângulo da face da rosca ou do platô pode alterar a direção da carga da prótese para a conexão do pilar, para uma direção de força diferente no osso.[30]

O desenho da rosca de alimentação pode suportar a carga axial ao longo da prótese até à ligação do pilar e transferir uma carga mais axial ao longo do corpo do implante para comprimir o osso.

Ampliação da força: Vários factores podem levar à ampliação da força, que é uma razão potencial para a falha do implante.

a. Colocação cirúrgica que resulta numa angulação extrema
b. Pacientes com hábitos parafuncionais
c. Cantilevers
d. Aumento da altura da copa
e. Tipo de osso: Osso D4 10 vezes mais fraco do que o osso D1. A utilização de vários implantes para aumentar a área de superfície funcional é indicada quando um caso clínico apresenta um desafio de ampliação da força.[30]

2. ÁREA DE SUPERFÍCIE

A área de superfície total é uma área passiva que não participa na transferência de carga. A área de superfície funcional é definida como a área que serve ativamente para dissipar cargas de compressão e tração sem cisalhamento através do implante para a interface óssea e que proporciona a estabilidade inicial do implante após a colocação cirúrgica.[30] ***1. Restrições anatómicas na otimização da área de superfície.***

Volume e qualidade do osso

A tecnologia moderna proporcionou aos cirurgiões dentários e implantologistas uma variedade de sistemas e desenhos de implantes. Isto permitiu aos cirurgiões utilizar os implantes em todos os tipos de osso e em todas as localizações da arcada com uma taxa de insucesso mínima, desde que sejam feitas as escolhas corretas para melhor se adaptarem ao futuro local do implante. As considerações qualitativas e quantitativas do osso devem ser avaliadas antes da colocação dos implantes.

O volume ósseo original em largura é maior nas regiões posteriores da boca. A largura do osso na região anterior é de aproximadamente 6 mm, pelo que os implantes de 4 mm de diâmetro são mais frequentemente utilizados. Enquanto na região posterior a largura é de 7 mm, pelo que podem ser utilizados implantes de 5 mm de diâmetro. A qualidade do osso que suporta o implante é importante para o sucesso a longo prazo. A quantidade de osso disponível e a posição das estruturas anatómicas acabam por definir os desenhos do implante a utilizar e a sua localização na arcada.[30]
Do osso D1 ao D4, a percentagem de osso na interface implante-osso diminui. O osso D4 tem a resistência biomecânica mais fraca e a área de contacto mais baixa para dissipar a carga na interface implante-osso.[31]

Em sítios de rotina de qualidade tipo 1 e tipo 2, o médico pode utilizar confortavelmente produtos de Ti sem a necessidade do risco adicional ou do risco potencial dos produtos de HA. No entanto, existe uma área significativa em que os implantes revestidos com HA parecem superar significativamente os produtos de Ti, nomeadamente os ossos dos tipos 3 e 4. Isto deve-se ao facto de vários autores terem referido que a formação e maturação óssea ocorrem a um ritmo mais rápido e em períodos mais precoces em implantes revestidos com HA do que em implantes não revestidos. Um sistema revestido com HA desenvolveu uma média de cinco a oito vezes a força interfacial média de um sistema de titânio não revestido e com superfície de grão num estudo de 10 a 32 semanas.

2. Macrogeometria do implante e caraterísticas do desenho:

A estrutura tridimensional do implante, com todos os elementos e caraterísticas que a compõem, é designada por desenho do implante. São considerados o tipo de interface protética, a presença ou ausência de roscas, as macro-irregularidades adicionais e a forma ou contorno do implante

alguns dos aspectos mais importantes da conceção de implantes. Os implantes dentários podem ser classificados como roscados e não roscados, cilíndricos ou de encaixe por pressão. As empresas de implantes têm vindo a utilizar uma infinidade de caraterísticas adicionais para acentuar ou substituir os efeitos das roscas. Estas caraterísticas incluem aberturas, ranhuras, caneluras, entalhes e perfurações de várias formas. Os implantes podem ser ocos ou sólidos, com uma forma paralela, cónica ou escalonada, e uma extremidade apical plana, redonda ou pontiaguda.[30]

A. <u>Efeitos da conceção da rosca / Geometria:</u>

As roscas são utilizadas para maximizar o contacto inicial, melhorar a estabilidade inicial, aumentar a área de superfície do implante e favorecer a dissipação da tensão interfacial.

A área de superfície funcional por unidade de comprimento do implante pode ser modificada através da variação de três parâmetros (Fig.20):

a. Passo de rosca
b. Forma da rosca
c. Profundidade da rosca

O desenho original do parafuso foi modificado ao longo dos anos para permitir uma colocação mais simples e mais eficiente e uma melhor distribuição da carga. Recentemente, foi introduzido o conceito de implantes de "rosca dupla" ou "rosca tripla". Acredita-se que estes implantes se enroscam mais rapidamente no local da osteotomia para proporcionar uma maior estabilidade inicial. Requerem mais binário para a colocação. O osso esponjoso de tipo IV é a principal indicação para utilização. No entanto, o número de roscas, a profundidade das roscas e a área de superfície funcional global são exatamente os mesmos, quer o corpo do implante tenha roscas duplas ou triplas.

Outra abordagem recente foi a introdução do design de rosca arredondada que afirma induzir a osteo-compressão.[32] A geometria da rosca é um mediador tão poderoso da transferência de carga, que uma atenção cuidadosa ao design da rosca pode ultrapassar uma vantagem percebida de um implante mais largo e/ou cónico.

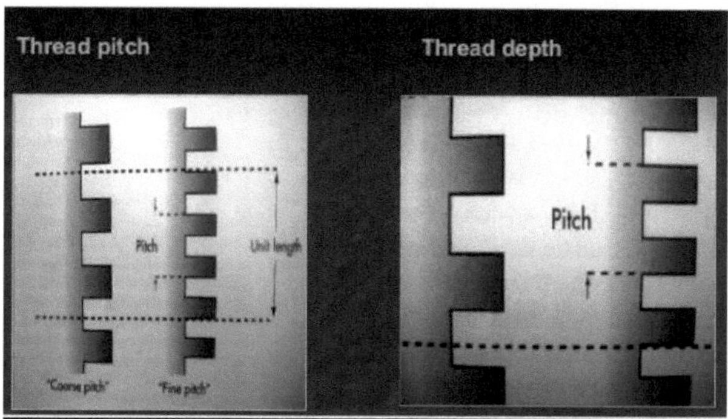

FIG 20. Passo de rosca e profundidade de rosca do implante

B. Conceção incorrecta do implante

Os implantes ocos afectam negativamente a taxa de sucesso mais do que os cilindros sólidos, devido ao espaço morto que é suscetível de infeção. Sugere-se que os implantes sólidos são melhores do que os implantes ocos para o sucesso a longo prazo. Num estudo diferente, foi afirmado que os implantes cilíndricos e aparafusados são melhores do que os implantes cónicos e escalonados do ponto de vista da distribuição do stress.

Um sistema de design de encaixe por pressão oferece a vantagem da facilidade de colocação, mesmo em locais de difícil acesso. Os sistemas de encaixe por pressão são também mais fáceis e rápidos de colocar, uma vez que o batimento ósseo, a velocidade de rotação e a direção da força na inserção do implante são menos relevantes. Os implantes com uma superfície rugosa ou nos quais a aposição óssea é mais rápida têm geralmente uma menor prevalência de falha precoce do implante quando comparados com implantes de parafuso de titânio maquinado.[28]

C. Comprimento incorreto do implante

Existe uma grande variedade de comprimentos de implantes numa gama entre 7 e 20 mm, sendo que os mais utilizados se situam na gama entre 10 e 16 mm, tal como proposto por Misch.[30] Normalmente, o comprimento do implante é preconizado pela quantidade de altura óssea disponível. A taxa de sucesso é proporcional ao comprimento do implante e à quantidade e qualidade do osso disponível. É expetável que a taxa de insucesso aumente proporcionalmente à medida que a profundidade do osso diminui para menos de 10 mm.

O sucesso a longo prazo do implante depende da quantidade de contacto entre o

osso e o implante. Por conseguinte, a colocação de um implante curto onde o osso permite um comprimento maior resultaria numa maior concentração de tensão, levando a uma falha subseqüente do implante. Isto é apoiado pelos resultados de Block et al, que sugerem que os implantes mais curtos, que têm menos contacto com o osso e proporcionam menos apoio mecânico, se perdem mais frequentemente do que os implantes mais compridos.[28]
A relação coroa/implante do corpo afecta o aspeto do momento final de força no implante e na crista óssea circundante. Quanto maior for o rácio coroa/implante, maior será a quantidade de força com qualquer força lateral. Isto significa que o implante com uma relação coroa/implante desfavorável será mais influenciado pelas forças laterais. Por conseguinte, deve ser utilizado o comprimento máximo do implante para obter a maior estabilidade da prótese sobrejacente (Fig. 21).[28]

A utilização da maior altura de osso disponível é mais importante no osso D4 do que em qualquer outro tipo de osso. Um bom exemplo é o maxilar posterior, onde muitas vezes não existe altura óssea suficiente para obter o contacto ósseo do implante. Por conseguinte, a elevação do seio maxilar e o aumento subantral são frequentemente indicados para melhorar significativamente a área de superfície de contacto e ultrapassar o problema da altura óssea reduzida.

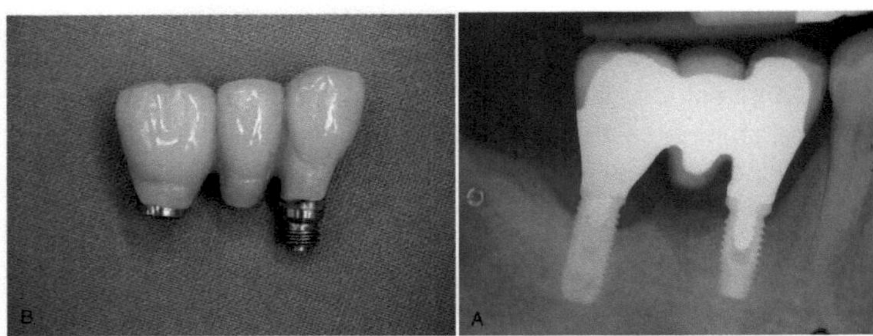

(FIG.21) A, Radiografia de uma prótese parcial fixa (FPD) posterior de três unidades, suportada por dois implantes roscados de diâmetro padrão e em forma de parafuso. Note a altura longa da coroa, o comprimento relativamente curto do implante e a perda óssea à volta do implante posterior. B, Fotografia da falha final da restauração suportada por implantes. O implante anterior fracturou entre a segunda e a terceira rosca, o que resultou na perda da restauração.

D. <u>Largura do implante</u>

A largura do implante é considerada um fator que contribui para o sucesso ou insucesso. Misch afirmou que o principal critério que afecta a sobrevivência a longo prazo dos implantes endósteos é a largura do osso disponível.[28] Foi recomendado que, para a previsibilidade a longo prazo dos implantes dentários, é obrigatório um mínimo de 1 mm de osso à volta do acessório, por via labial e lingual, uma vez que mantém uma espessura óssea e um fornecimento de sangue suficientes. A colocação de um implante estreito num rebordo largo, especialmente na área posterior, é um fator comprometedor para o sucesso a longo prazo, porque o desenho de menor diâmetro tem maiores tensões na crista que aumentam em direção à parte posterior. O diâmetro do implante deve ser corretamente selecionado na fase pré-operatória, de acordo com a largura óssea disponível, os requisitos estéticos, a análise da carga e da tensão, os dentes naturais vizinhos e o espaço disponível na arcada.

A utilização de um implante largo num rebordo estreito resulta em deiscência labial ou lingual que deixa o implante afetado pelas tensões de cisalhamento prejudiciais (Fig. 22). Em geral, é aconselhável utilizar um implante de grande diâmetro, de acordo com a largura óssea disponível, porque oferece uma maior área de superfície, maior envolvimento mecânico do osso cortical e rigidez inicial.[28]

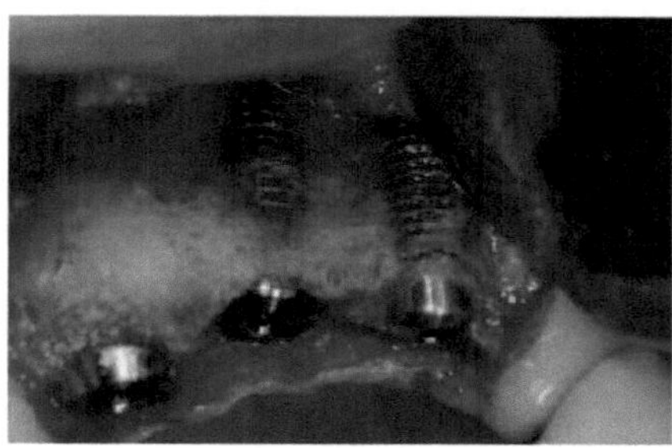

(FIG. 22) Perda da placa vestibular causada pela seleção de um diâmetro de implante inadequado.

E. <u>Número de implantes</u>

A maioria dos autores concorda que um grande número de implantes para suportar a prótese é um fator importante que reduz a falha do implante. Misch afirmou que a utilização de um maior número de implantes diminui o número de pônticos e a mecânica associada e as tensões na prótese, e dissipa as tensões de forma mais eficaz para a estrutura óssea. Também aumenta a interface osso-implante e melhora a capacidade da restauração fixa para suportar forças.[28]

Contrariamente a isto, Smith et al correlacionaram o aumento do número de implantes com a elevada taxa de insucesso causada pela contaminação da ferida que pode ocorrer devido ao longo tempo de funcionamento.

3.<u>PROBLEMAS DE RESTAURAÇÃO</u> - Cantilever excessivo

- Sem ajuste passivo
- Encaixe incorreto do pilar
- Momentos de flexão
- Ligação dos implantes aos dentes naturais
- Esquema oclusal incorreto

<u>Cantilever excessivo</u>

Desde a introdução da prótese cantilever suportada por implantes para a arcada completamente edêntula, o cantilever tornou-se uma modalidade mais aceite na implantologia dentária. Para pacientes parcialmente edêntulos, coloca cargas deslocadas nos pilares do implante e resulta em maiores forças de tração e de corte na fixação do cimento ou do parafuso.[28]

Muitos problemas podem estar associados ao cantilever suportado por implantes dentários. Esses problemas incluem a falha da prótese, a perda de osseointegração e a fratura óssea. Os cantilevers podem ser suportados por dentes naturais, implantes dentários ou ambos. Podem estar numa orientação distal ou mesial ou opostos por dentes naturais, uma ponte fixa ou uma prótese completa. O cantilever pode ser utilizado em pacientes parafuncionais ou não parafuncionais. Todas estas variantes podem afetar diretamente a taxa de sucesso dos cantilevers.[33]

Devido à diferença na deslocação axial média entre os implantes naturais e os implantes dentários, a colocação do implante numa situação de cais é significativa. A rutura dos tecidos de suporte é extremamente rápida, porque o implante dentário suportará a maior parte da carga, em resultado da diferença na deslocação axial média. Mudar a situação de um pilar para uma prótese total suportada por implantes pode evitar muitos dos problemas que surgiriam numa situação de pilar.

Cantilever não-ideal: cantilever distal longo demonstrando perda óssea e suporte deficiente.

- As extensões do cantilever provocam uma ampliação da carga e uma sobrecarga do implante junto à extensão do cantilever, o que, por sua vez, leva à perda óssea (Fig. 23).
- Com as forças oclusais a atuar sobre o cantilever, o implante torna-se um fulcro e é sujeito a forças axiais e rotacionais.

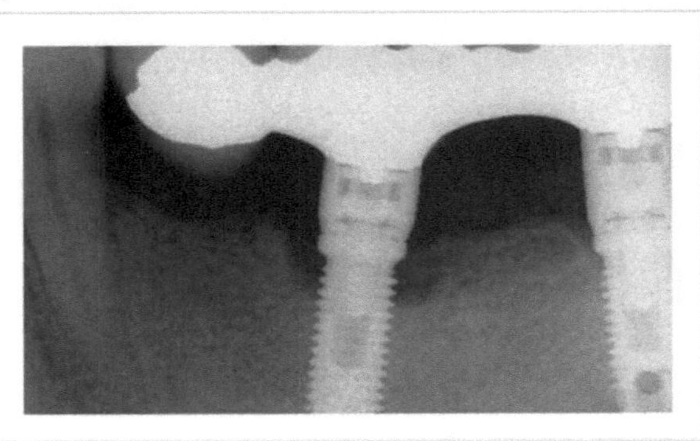

(FIG.23) Rangert et al. observaram que os cantilevers em próteses parciais fixas aumentam a perda óssea marginal no implante junto ao cantilever

- O cantilever de extensão distal deve ser abordado com precaução, uma vez que a força gerada é maior na região do 1º e 2º molares.

- O elo mais fraco no desenho do cantilever é a localização e o tamanho do pôntico e a intensidade das forças mastigatórias de oclusão. Estas forças tendem a ser maiores em cantilevers de pônticos localizados distalmente. Por esta razão, um cantilever mesial é preferido a um cantilever distal.
- Cantilever ideal: prótese de implante com cantilever mesial.
- Cantiléver não ideal: cantiléver anterior longo devido à má localização do implante, ao trabalho protético incorreto, ao suporte labial inadequado e ao desenho comprometido. A carga incisal levará ao fracasso da prótese.

Sem ajuste passivo

Um dos elementos mais críticos que afectam o sucesso a longo prazo de uma restauração de implantes múltiplos é o ajuste passivo entre a estrutura e os acessórios subjacentes. Um ajuste passivo reduz as tensões a longo prazo na superestrutura, nos componentes do implante e no osso adjacente aos implantes. Uma estrutura de implante mal ajustada pode causar complicações mecânicas, tais como parafusos soltos ou componentes fracturados. Também pode causar problemas biológicos, como dor, reação dos tecidos, perda óssea ou perda de integração.[33] As causas do desajuste podem ser muitas.

Factores que prejudicam a obtenção da adaptação passiva

- Alterações dimensionais em restaurações de ceramo-metal durante o ciclo de cozedura
- Técnica de moldagem incorrecta
- Forjamento incorreto do tipo de metal Prevenção

1 O seccionamento e a soldadura têm sido habitualmente utilizados para melhorar o ajuste no caso de próteses fixas de longo alcance[33]
2 As técnicas laboratoriais devem minimizar a contração e as imprecisões da fundição, e uma técnica de prova de estrutura não passiva deve conseguir um ajuste estável e passivo.

Encaixe incorreto do pilar

A imobilidade dos componentes do implante dentário é um requisito para o sucesso. É fundamental conseguir um ajuste correto da interface do pilar. O bloqueio incorreto entre as duas partes do dispositivo de implante anti-rotacional leva a um aumento da população microbiana e a um aumento da tensão nos componentes do implante, com subsequente perda óssea e falha rápida da articulação do parafuso (Fig. 24).

Jorsten Jemt (1996) efectuou um estudo para analisar a potencial consequência do desajuste na reabsorção óssea marginal em relação a próteses implanto-suportadas em maxilares edêntulos. Não foi possível determinar correlações estatísticas entre as alterações observadas no nível ósseo marginal e os diferentes parâmetros de desajuste da prótese.[34]

Existe uma correlação direta entre o desajuste rotacional do pilar do implante e a falha da união aparafusada, provavelmente devido ao micromovimento entre os componentes do implante. Quando não existe um desajuste rotacional, o pilar encaixa imediatamente no hexágono externo e a carga é transferida para o hexágono externo e é dissipada através do alívio das tensões de compressão nos componentes fixados. Quando não há contacto imediato devido ao desajuste rotacional, o pilar continua a rodar e mais pré-carga é dissipada durante este movimento. Recomenda-se que o ajuste dos componentes dos implantes dentários seja verificado, antes da realização da impressão, através de um exame clínico e radiográfico de qualquer desajuste que possa levar a tais complicações.[33]

- O bloqueio incorreto entre duas peças leva a um aumento da população microbiana e a uma maior tensão no componente do implante.
- Existe uma correlação direta entre o desajuste rotacional implante-pilar e a falha da união aparafusada

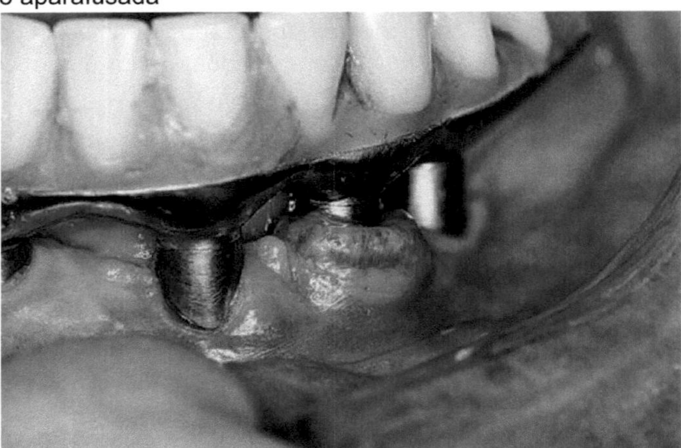

(FIG. 24) Proliferação inflamatória causada por uma ligação solta entre o pilar e o implante.

Momentos de flexão

Pode ser definida como uma situação em que as forças oclusais sobre uma prótese implanto-suportada exercem um momento de flexão na secção transversal do implante na crista óssea, levando à perda óssea marginal e/ou eventual fadiga do implante.[3]

- Pensa-se que os momentos de flexão elevados que actuam nos implantes osseointegrados devido a forças transversais são potenciais contribuintes para a falha mecânica dos implantes.

- Um maior número de implantes mandibulares pode diminuir os momentos de flexão que afectam as próteses fixas destacáveis mandibulares durante tarefas de mordida unilateral.

Prevenção

- Plano de tratamento cuidadoso para selecionar o local adequado
- Evitar ou reduzir os cantilevers
- Dimensão de estreitamento da prótese original
- Centrar os contactos oclusais

Ligação dos implantes aos dentes naturais

Devido à diferença entre os movimentos do dente natural e do implante nas direcções vertical e lateral, devido à diferença potencial na forma como reagem à carga estática e dinâmica e devido à diferença na propriocepção, a ligação rígida entre o implante e o dente é questionável.[33] A fixação do implante aos dentes naturais com uma prótese parcial fixa pode normalmente levar a parafusos soltos no pilar do implante.[35]

- As restaurações combinadas de dentes/implantes podem ser uma complicação potencial e podem causar uma intrusão de um pilar natural, independentemente do tipo de ligação (rígida ou não rígida).

- Evitar ligar o implante ao dente natural

Esquema oclusal incorreto

As forças oclusais são um pré-requisito primário para a sobrevivência a longo prazo, porque um padrão oclusal deficiente aumenta e localiza as forças. Estes factores podem levar a complicações mais frequentes da prótese e do suporte ósseo. O padrão oclusal dos implantes dentários foi derivado dos conceitos oclusais básicos dos dentes naturais. No entanto, o trauma oclusal nos implantes dentários é mais ofensivo do que nos dentes naturais devido à diferença de dissipação de forças e às diferenças na propriocepção (FIG.25).

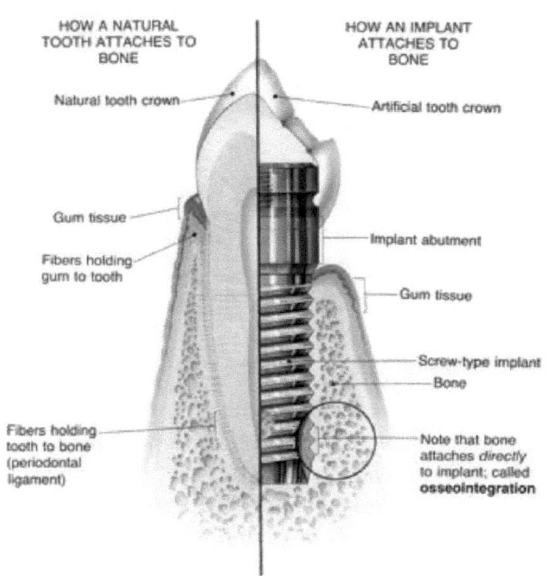

FIG. 25.
OS DENTES NATURAIS ESTÃO LIGADOS AO OSSO ATRAVÉS DO LIGAMENTO PERIODONTAL, ENQUANTO OS IMPLANTES ESTÃO LIGADOS DIRECTAMENTE AO OSSO, O QUE EXPLICA PORQUE É QUE O DENTE E O IMPLANTE
RESPONDEM DE FORMA DIFERENTE ÀS FORÇAS OCLUSAIS

DE ACORDO COM O TEMPO DE FALHA[33] : *1. Cirurgia de primeira fase*

2. Cirurgia de segunda fase + ligação do pilar

3. Procedimento protético; controlo após a colocação da prótese

(QUADRO 2) PRIMEIRA FASE DA CIRURGIA

PROBLEM	**POSSIBLE CAUSE**	**SOLUTIONS**
Hemorrhage during drilling	Lesion or injury of an artery	The implant placement will stop the bleeding
Implant mobility after placement	Soft bone Imprecise preparation	Remove the implant and replace with one of larger diameter. If the mobility is small prolong the healing time

Exposed implant threads	Too narrow crest	Cover the threads with coagulum or place a membrane
Swelling lingually directly after implant placement at the mandibular symphysis	Incision of an artery branch sublingually	EMERGENCY: send the patient to a specialist center for coagulation of the artery under general anesthesia
Substantial postoperative pain remaining after some days	Osteitis due to a too aggressive preparation or a bacterial contamination	Remove the affected implant
Insensitivity of the lower lip	Incision or compression of the mandibular inferior nerve	If the insensitivity persists after a week, use a ct scan to determine which implant is causing a problem and remove it
Exposed cover screw after a few weeks	Cover screw not placed deep enough; thin mucosa Pressure on the tissue from the transitional prosthesis	Never try to retighten the cover screw. Precise rigorous oral hygiene Avoid the transition prosthesis
Abscess around a cover screw after a few weeks	Implant is not integrating (low probability) Infection around the cover screw	Remove the implant Make a flap, remove the granulation tissue, disinfect with chlorhexidine, change the cover screw, and resuture

(TABELA 3) CIRURGIA DE SEGUNDA FASE + LIGAÇÃO DO PILAR

PROBLEM	**POSSIBLE CAUSES**	**SOLUTIONS**
Slightly sensitive but perfectly immobile implant	Imperfect osseointegration	Cover the implant for 2-3 months and test again
Slightly painful and mobile implant	Lack of integration	Remove the implant
Difficulty inserting a transfer screw, gold screw or healing cap	Damaged inner thread of abutment screw	Change the abutment screw
Inability to perfectly connect the abutment to the implant	Insufficient bone milling	Place a local anesthesia, use a bone mill with guide, remove the bone, clean with saline solution, and replace the abutment
Granulation tissue around the implant head	Traumatic placement of the implant; compression from the transition prosthesis; a lid above the cover screw	Open the area and disinfect with chlorhexidine. If the lesion is too large, consider a bone regeneration or grafting technique

(QUADRO 4) PROBLEMAS PROTÉTICOS; CONTROLO APÓS A COLOCAÇÃO DA PRÓTESE

PROBLEM	**POSSIBLE CAUSES**	**SOLUTIONS**
Pain or sensation when tightening gold screws (during try in of prosthesis)	Misfit between prosthesis and abutments	Cut the prosthesis; interlock the pieces, and solder the prosthesis at the laboratory. Retry the prosthesis
Loosening of one or more prosthetic screws at the first inspection after two week	Occlusal problem	Retighten, verify the occlusion, and recheck after two weeks.
Loosening of prosthetic screws at the second check or later	Occlusal problem or misfit between prosthesis and abutments. Too large extension. Unfavourable prosthetic concept	Verify the occlusion and/ or the prosthetic fit Reduce the extension Change the prosthetic design. In all cases, change the prosthetic screws
Abscess close to the implant	Poor fit of the abutment to the implant	Verify the abutment fit with a radiograph. Remove the abutment, sterilize it, remove the granulation tissue, disinfect with chlorhexidine, and replace the abutment.
Development of pain after placement of the prosthesis	Disintegration of the implant Peri- implant infection	Remove the implant

Fracture of a prosthetic screw or an abutment screw	Occlusal problem, lack of fit between the prosthesis and the abutment or unfavourable prosthetic design	If the occlusion or the adaptation of the prosthesis seems right, modify the prosthetic design (reduce or eliminate extensions, reduce the width of occlusal surfaces, reduce cuspal inclination, add implants, etc)
Fracture of veneering material	Occlusal problem Bruxism or parafunction	Verify the occlusion Make a nightguard
Fracture of the framework	Weak metal frame end or too large extension Bruxism or parafunction	Remake the prosthesis; modify the prosthetic design (reduce or eliminate extensions, reduce width and height of occlusal surfaces, reduce cusp inclination, add implants, etc). Make a nightguard
Implant fracture	Occlusal overload	Remove the implant with a special trephine drill, wait 2- 6 months, if possible, and place a wider implant. Review the prosthetic design(place more implants, etc) and remake the prosthesis

1. Continuing bone loss around one or more implants	Infection (peri-implantitis)	Remove the etiolgical factors (poor plaque control, prosthesis geometry in relation to the mucosa, etc). Look for bacterial pockets around the natural teeth. Possibly make a bacteria test. Cut open the lesion. Adjust the peri-implant tissues (gingival graft). Consider a bone regeneration procedure
2. Continuing bone loss around one or more implants	Occlusal overload	Modify the prosthetic design (reduce or eliminate extensions, reduce the width of occlusal surfaces, reduce cuspal inclination, add implants, etc)
Visibility of titanium abutment through the mucosa		Make a connective tissue graft under the mucosa. Change the abutment to ceramic material
Substantial phonetic problems that do not disappear after 2 to 3 months		Close the interimplant space (pay attention to maintenance possibilities). Make a removable gingival prosthesis. Replace the fixed prosthesis with a removable implant supported denture
Bleeding on probing	Mucositis or peri-implantitis	Remove etiologic factors (poor plaque control, prosthesis geometry in relation to the mucosa, etc). Look for bacterial

		pockets around the natural teeth. Possibly make a bacteria test. Cut open the lesion. Adjust the peri- implant tissues (gingival graft). Consider a bone regeneration procedure.

DE ACORDO COM A ORIGEM DA INFECÇÃO

- Peri-implantite

- Peri-implantite retrógrada

Peri-implantite

Entre as várias falhas que os implantes endósseos registam, 10% das falhas foram atribuídas à peri-implantite.[36] A invasão bacteriana dos tecidos peri-implantares resulta em alterações inflamatórias dos tecidos moles e numa rápida perda óssea.

A peri-implantite foi definida por Meffert como a perda progressiva do osso peri-implantar, bem como alterações inflamatórias dos tecidos moles (Fig. 26).[28]

Richard Truchlar definiu **a doença peri-implantar** como uma categoria geral de alterações patológicas dos tecidos peri-implantares. **A mucosite peri-implantar** foi definida como alterações inflamatórias confinadas aos tecidos moles que rodeiam o implante.[37]

A peri-implantite foi definida como uma perda óssea peri-implantar detetável radiograficamente, combinada com uma lesão inflamatória dos tecidos moles que demonstra supuração e profundidades de sondagem superiores a 6 mm. O processo inicia-se no aspeto coronal do implante, enquanto a porção mais apical permanece clinicamente estável (osseointegrada).[37]

Jonetti e Schmid dividiram a reação do hospedeiro à invasão bacteriana em dois grupos:

1. mucosite peri-implantar, que envolve alterações inflamatórias localizadas apenas nos tecidos moles circundantes.

2. Peri-implantite, em que a reação afecta os tecidos moles mais profundos e o osso circundante.

Etiologia e patogénese da peri-implantite

Richard S. Truchlar estudou os vários factores que conduzem à peri-implantite. O autor dividiu os fracassos em fracassos precoces e fracassos tardios de fixação.

Vários estudos demonstraram que a manutenção de uma saúde óptima dos tecidos moles em redor de implantes funcionais resulta numa microflora peri-implantar predominada por estreptococos e bastonetes não móveis. Esta é essencialmente idêntica à microflora em redor de dentes saudáveis.[36,37]

O microbiota à volta dos implantes que falharam exibiu uma maior proporção de bastonetes anaeróbios gram-negativos e espiroquetas. Rosenberg et al. dividiram a falha do implante em infecciosa e traumática e verificaram que os implantes que falharam devido a infeção apresentavam espiroquetas e bastonetes móveis (42%). Em contraste, os implantes que falharam devido a suspeita de etiologia traumática eram predominantemente constituídos por estreptococos.[38]

A percentagem de agentes patogénicos em pacientes totalmente desdentados foi comparativamente menor do que naqueles com condição parcialmente desdentada. A microbiota nas condições desdentadas predominou com cocos facultativos gram positivos e bastonetes não móveis, enquanto a proporção de bastonetes móveis, espiroquetas e cocos aumentou nas condições parcialmente desdentadas.[36]

Não é evidente que a presença de bactérias associadas à periodontite conduza necessariamente a um processo destrutivo do tecido peri-implantar.[33]

Segundo muitos, as bactérias periodontopatogénicas podem ser um fator secundário que contribui para o insucesso dos implantes, sendo necessários mais estudos para clarificar a relação entre os agentes patogénicos periodontais suspeitos e o insucesso dos implantes.[39]

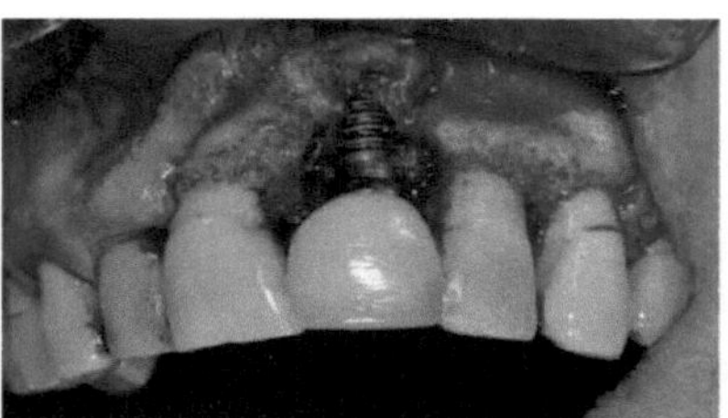

(FIG. 26) UM IMPLANTE CUJA FALHA FOI RELACIONADA COM PERI-IMPLANTITE; NOTE-SE A REABSORÇÃO ÓSSEA PERIIMPLANTAR E A EXPOSIÇÃO DAS ROSCAS DO IMPLANTE

Aspectos de diagnóstico:

1. Mobilidade:

Uma vez que as infecções peri-implantares representam lesões com origem no sulco peri-implantar marginal, a perda óssea encontrada em associação com o desenvolvimento de tais infecções também é marginal e resulta na formação de defeitos intra-ósseos. Isto, por sua vez, significa que o implante ainda permanece totalmente osseointegrado na porção apical e, por conseguinte, não é expetável um aumento da mobilidade do implante. Por outro lado, a perda de estabilidade clínica como resultado da perda completa da osteointegração refletir-se-ia num aumento súbito da mobilidade do implante. Por conseguinte, o aumento da mobilidade clínica representa um parâmetro altamente específico, mas não de todo sensível, para monitorizar a estabilidade clínica. A avaliação da mobilidade do implante nas avaliações de rotina e na monitorização clínica do implante não é, por conseguinte, essencial, mas, quando utilizada, deve ser sempre efectuada em conjunto com a avaliação de outros parâmetros.[28]

2. Hemorragia à sondagem (BOP):

Representa um parâmetro clínico que é definido como a presença de hemorragia observada após a penetração de uma sonda periodontal no sulco periimplantar ou bolsa, utilizando uma força suave (Fig. 27). No periodonto saudável e normal, a força de sondagem utilizada é de 0,25 N. É razoável utilizar a mesma força de sondagem para a determinação do BOP à volta dos implantes orais. Assim, podem ser recomendadas sondas padronizadas que produzam forças de sondagem padronizadas.

Estudos demonstraram que a BOP é um indicador muito fiável da estabilidade periodontal. Assim, de um ponto de vista clínico, a ausência de BOP à volta dos implantes indicaria a existência de tecidos peri-implantares saudáveis.

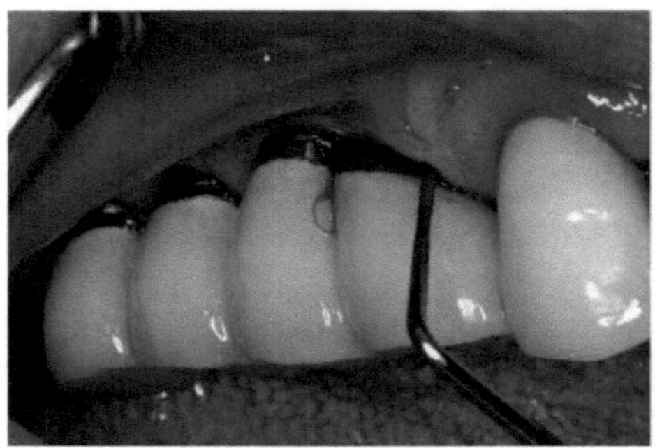

Gentle probing of peri-implant sulcus

(FIG. 27) A sondagem no sulco peri-implantar deve ser suave

3. Índice gengival modificado:

Embora o GI modificado possa muito bem ser utilizado com sucesso para avaliar o estado de saúde ou inflamação nos tecidos da mucosa peri-implantar e, por conseguinte, para indicar mucosite na investigação clínica, pode ser preferível utilizar a BOP para a documentação clínica de rotina.[28]

4. *Profundidade de sondagem e "perda de ligação":*

A sondagem periodontal para determinar a profundidade de sondagem e o nível de inserção periodontal em relação à junção cemento-esmalte (CEJ) é o parâmetro clínico mais utilizado na prática periodontal. Mais uma vez, parece lógico aplicar estes parâmetros ao selamento dos tecidos moles peri-implantares. Em vez de relacionar a profundidade de sondagem com a junção cemento-esmalte, os examinadores podem utilizar o ombro do implante, que fornece um ponto de referência fácil de localizar na prática clínica.[28]

A ponta da sonda alcançou e identificou o verdadeiro nível de ligação - ou seja, a célula mais apical do epitélio juncional dentro de 0,2 mm em lesões saudáveis e com mucosite; o nível histológico de ligação foi geralmente determinado como sendo até 1,2 mm mais coronal do que o medido por sondagem clínica em locais com peri-implantite. Estes resultados confirmaram o excelente efeito de selagem do colar de tecidos moles em situações de saúde e mucosite e a penetração relativamente desinibida da sonda até à crista alveolar em lesões de peri-implantite. A sondagem à volta de implantes orais deve ser considerada como um parâmetro clínico sensível e fiável para a monitorização clínica a longo prazo dos tecidos da mucosa peri-implantar.

5. Interpretação radiográfica:

A. Radiografia convencional: Na avaliação das estruturas ósseas adjacentes aos implantes durante longos períodos de tempo, a radiografia convencional é uma técnica amplamente aplicada na prática clínica. No entanto, é de salientar que as pequenas alterações na morfologia óssea nas áreas da crista podem não ser reveladas até atingirem um tamanho e forma significativos. Neste aspeto, a radiografia convencional produz uma elevada proporção de resultados falsos negativos e tem uma baixa sensibilidade para detetar alterações patológicas e/ou de remodelação precoces. No entanto, a DIB (a distância do ombro do implante à crista óssea alveolar) representa um parâmetro radiográfico fiável para a monitorização a longo prazo na prática clínica, desde que tenha sido alcançada uma geometria de exposição ideal (Fig. 28). Nos sistemas de implantes submersos de 2 fases, o ponto de referência a utilizar como referência no implante tem de ser claramente definido. Normalmente, é utilizada a terminação apical da parte cilíndrica das estruturas do implante, apesar de ser recomendada a colocação subcrestal utilizando um procedimento de escareação para a maioria dos sistemas de implantes submersos.[30]

As radiografias convencionais têm uma baixa proporção de falsos positivos e, por isso, apresentam uma elevada especificidade para a deteção de perda óssea peri-implantar. No entanto, esta caraterística limita as radiografias a serem confirmatórias em vez de exploratórias.[30]

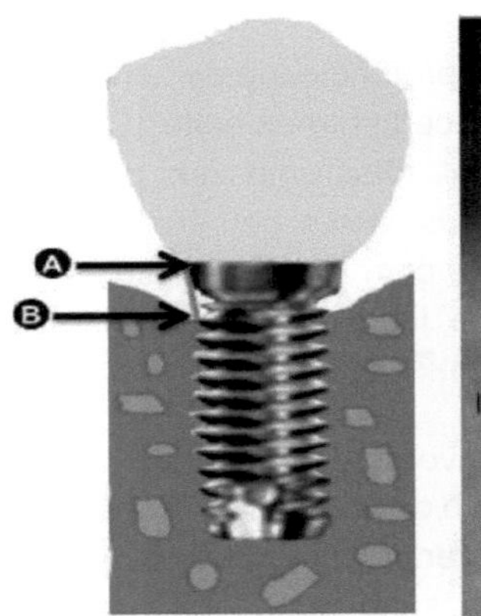

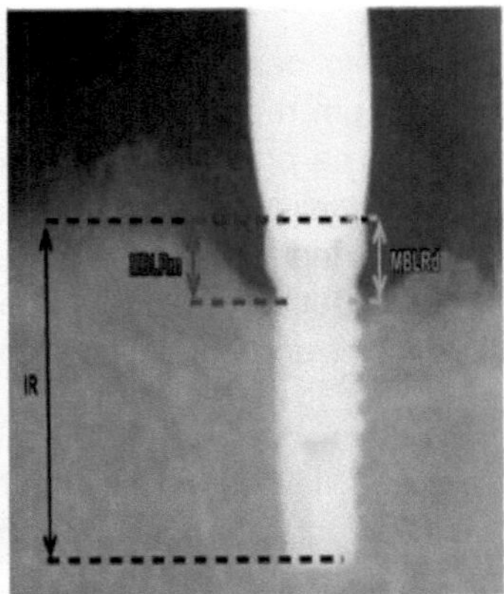

FIG. 28 A DIB (distância entre o ombro do implante e a crista óssea alveolar) representa um parâmetro radiográfico fiável para avaliar a perda óssea marginal.

B. Radiografia de subtração digital: Ao digitalizar radiografias de geometria de exposição idêntica, podem ser reveladas alterações mínimas no nível e na densidade do osso alveolar através da subtração de imagens subseqüentes de uma radiografia de base. Ao fazê-lo, a sensibilidade das radiografias pode ser aumentada significativamente.

Procedimentos profilácticos:

1. Instrução sobre higiene oral e motivação do doente: A fim de proporcionar um bom prognóstico a longo prazo, a dentição tem de estar livre de doenças orais antes da instalação efectiva do implante. O controlo das pragas é uma parte integrante do tratamento periodontal e a base para a prevenção de doenças futuras (Fig. 29).

Por conseguinte, o doente deve ser motivado a realizar um nível adequado de controlo da praga numa base regular. Deve ser dada especial atenção à limpeza aproximada e deve ser recomendada a utilização regular dos dispositivos de limpeza adequados.[30]

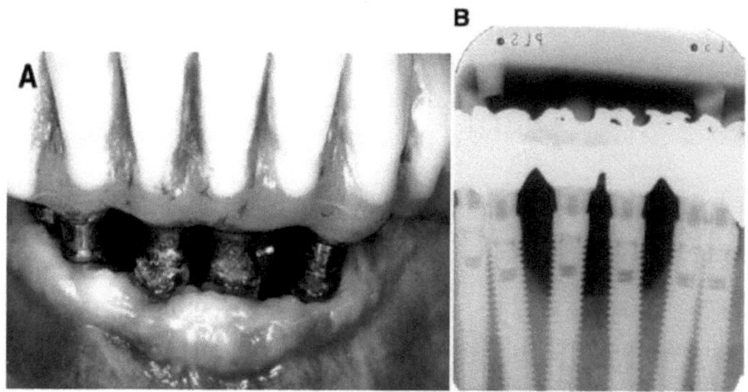

FIG. 29 (A) O paciente negligenciou a higiene oral nos implantes mandibulares anteriores durante 5 anos. (B) Radiografia da região anterior do mesmo doente[40]

2. Reconstruções que podem ser limpas: Está bem estabelecido que as reconstruções demasiado contornadas, particularmente na região proximal, impedirão o paciente de realizar uma higiene oral óptima, comprometendo assim a saúde dos dentes pilares e dos tecidos circundantes. É, por isso, da maior importância que as reconstruções cumpram elevados padrões de precisão marginal, especialmente em situações em que os aspectos estéticos exigem margens ligeiramente subgengivais.

Além disso, os contornos interproximais adjacentes aos dentes pilares ou implantes têm de ser moldados para acomodar dispositivos de limpeza adequados.[30]

Cuidados de manutenção: Após uma terapia periodontal e de implantes bem sucedida, deve ser proposto ao doente um programa de cuidados de manutenção adequadamente concebido para satisfazer as suas necessidades individuais. É importante assegurar a realização de consultas periódicas. Isto proporcionará serviços preventivos óptimos e facilitará o tratamento de processos de doenças em curso ou emergentes, proporcionando uma terapia de apoio adequada.[30]

Uma visita de recolha pode ser dividida em quatro fases diferentes:

Exame, reavaliação, diagnóstico
Motivação, reinstrução, instrumentação
Tratamento do local infetado
Polimento, fluoretação, determinação do intervalo de recolha.

Estratégias terapêuticas:

Terapia de apoio interceptiva cumulativa (CIST):

Dependendo do diagnóstico clínico e eventualmente radiográfico, foi concebido um protocolo de medidas terapêuticas para evitar o desenvolvimento de lesões peri-implantares. Este sistema é de natureza cumulativa e inclui quatro passos que não devem ser utilizados como procedimentos únicos, mas sim como uma sequência de procedimentos terapêuticos com um potencial antibacteriano crescente, dependendo da gravidade e extensão da lesão. O diagnóstico, portanto, representa uma caraterística fundamental deste programa de cuidados de manutenção.[30]

Os principais parâmetros clínicos a utilizar foram discutidos acima e incluem a avaliação do seguinte.

1. presença ou ausência de placa bacteriana
2. presença ou ausência de hemorragia à sondagem suave
3. presença ou ausência de supuração
4. profundidade de sondagem peri-implantar; e
5. evidência de perda óssea radiográfica.
6. Os implantes orais sem placa evidente ou cálculo adjacente a tecidos peri-implantares saudáveis - como revelado pela ausência de BOP, ausência de supuração e profundidade de sondagem normalmente não superior a 3 mm - podem ser considerados clinicamente estáveis e não parecem estar atualmente em risco de patologia peri-implantar. Estes implantes devem ser reavaliados pelo menos uma vez por ano. Naturalmente, a frequência e o intervalo entre as consultas de terapia de suporte devem ser determinados pelo estado de saúde oral do paciente.[30]

Modalidades CIST:

Terapia de suporte Protocolo A: Desbridamento mecânico

Remoção da placa bacteriana por meio de polimento com taças de borracha e pasta de polimento.

O cálculo foi removido com curetas de fibra de carbono. Estas não cortam a superfície do implante, mas são suficientemente afiadas e fortes para remover depósitos calcificados ligeiros a moderados. As curetas de aço convencionais ou os instrumentos ultra-sónicos com pontas metálicas provocam danos graves na superfície do implante e tornam-na propícia a uma maior acumulação de placa.[30]

Um retalho de espessura total pode ser levantado em casos graves para um desbridamento adequado dos tecidos inflamados (Fig. 30,31).

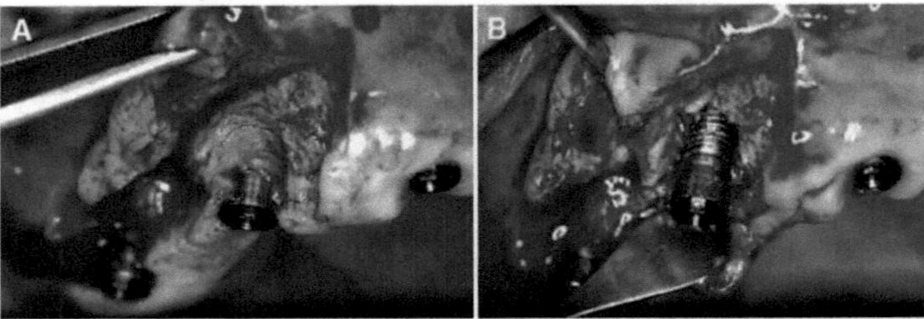

FIG.30 A) Lesão peri-implantar na região anterior do maxilar. Foi realizado um procedimento cirúrgico com um retalho de espessura total para expor a área

afetada. (B) Foi efectuada instrumentação mecânica para remover os tecidos inflamados (semelhante à cirurgia periodontal convencional). A superfície do implante foi limpa com solução de EDTA .[40]

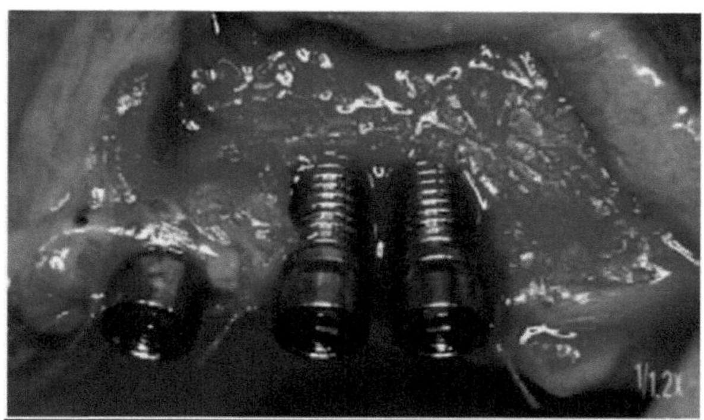

(FIG. 31) Lesão peri-implantar na região anterior do maxilar, 3 anos após a cirurgia de implante. A área foi instrumentada e o tecido inflamado foi removido. Note o aspeto circunferencial da destruição óssea .[40]

Terapia de suporte Protocolo B: Terapia anti-séptica

Lavagens com digluconato de clorexidina a 0,1%, 0,12% ou 0,2% durante 30 segundos, utilizando aproximadamente 10 ml, durante 3 a 4 semanas.

Suplementado por irrigação local com clorexidina (de preferência 0,2 % a 0,5 %) utilizando uma seringa Luer ou aplicação local de gel de clorexidina.

Terapia de suporte Protocolo C: Tratamento com antibióticos

Nestes casos, a lesão peri-implantar é geralmente evidente radiograficamente e a bolsa representa um nicho ecológico propício à colonização por microrganismos anaeróbios gram-negativos e periodontopáticos.

A abordagem do tratamento antibacteriano deve então incluir antibióticos para eliminar ou, pelo menos, reduzir significativamente os agentes patogénicos neste ecossistema submucoso.[30]

Ornidazol sistémico (2 x 500 mg / die) ou metronidazol (3 x 250 mg/die) durante 10 dias ou combinação de metronidazol (500 mg/ die) mais amoxicilina (375 mg/ die) durante 10 dias.

Local: aplicação de antibióticos através de dispositivos de libertação controlada durante 10 dias (25 % de fibras de tetraciclina).

Terapia de apoio Protocolo D: Terapia regenerativa ou ressectiva

Apenas se a infeção for controlada com sucesso, como é evidente pela ausência de supuração e redução do edema, é razoável discutir abordagens de tratamento para restaurar o suporte ósseo dos implantes através de técnicas regenerativas ou para remodelar os tecidos moles e/ou a arquitetura óssea peri-implantar através de técnicas cirúrgicas de ressecção, dependendo de considerações estéticas e das caraterísticas morfológicas da lesão.[30]

Cirurgia regenerativa com lavagens abundantes de soro fisiológico no defeito, membrana de barreira, adaptação estreita do retalho e pós-operatório cuidadoso acompanhamento durante vários meses. O controlo da placa bacteriana deve ser assegurado através da aplicação de géis de clorexidina.

Terapia de reparação. Reposicionamento apical do retalho após osteoplastia à volta do defeito.[30]

Protocolo E: Explicação

Se o implante oral previamente osseointegrado for clinicamente móvel, é obrigatória a explicação com instrumentos especialmente concebidos para o efeito.

A lesão peri-implantar envolve todo o comprimento e circunferência do implante. Radiograficamente, isto pode ser visível numa radiolucência que envolve todo o contorno.

A explicação também pode ser necessária se a infeção peri-implantar tiver avançado a um ponto em que não possa ser controlada pelos protocolos terapêuticos propostos acima.[30]

Peri-implantite retrógrada

A falha retrógrada do implante pode dever-se a microfracturas ósseas causadas por carga ou sobrecarga prematura do implante, trauma ou factores oclusais.[30] Estas são caracterizadas por perda óssea radiográfica periapical sem inflamação gengival. O mecanismo pelo qual a peri-implantite de grau retro induz a falha do implante pode ser explicado pelo facto de que, quando a exigência biomecânica excede a capacidade de suporte de carga do osso, podem ocorrer microfracturas. Também podem ocorrer se os microdanos se acumularem mais rapidamente do que podem ser reparados, podendo resultar numa fratura por fadiga na interface osso-implante.[33]

As razões pelas quais os tecidos peri-implantares não acomodam tensões biomecânicas acrescidas foram explicadas por Meffert. Afirmou que os implantes se movem minimamente no osso em comparação com os seus homólogos naturais porque o ligamento periodontal hipertrofia com o aumento da função, permitindo um maior movimento no osso. Outro facto é que, com a sobrecarga, ocorre microfracturação do osso. Por outro lado, o volume de osso mineralizado pode estar reduzido à volta dos dentes naturais, mas na ausência de inflamação ou doença periodontal, a situação é reversível quando a sobrecarga é eliminada ou reduzida. Finalmente, existe uma área de suporte reduzida no implante em forma de raiz em comparação com os dentes naturais, porque o ligamento periodontal está ligado a um dente natural com maior área de superfície e permite uma carga fora do eixo. A peri-implantite também pode ocorrer devido a um dente vizinho não viável e assintomático, ou à colocação num alvéolo de extração infetado (sem inflamação gengival) (Fig. 32).

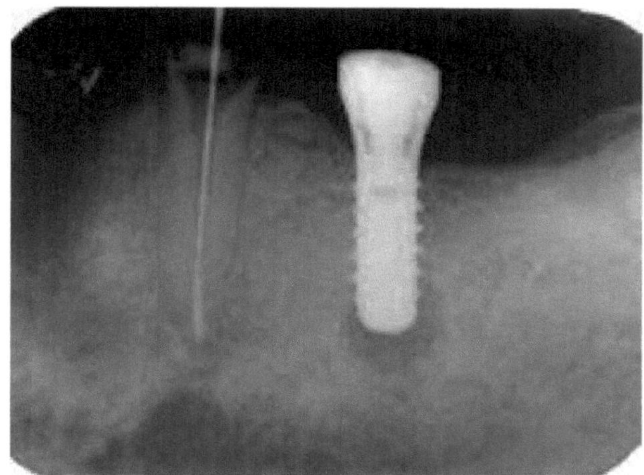

(FIG. 32) O segundo pré-molar inferior esquerdo foi tratado endodonticamente com uma lesão apical assintomática e a lesão foi observada no ápice de 36 implantes

Prevenção[33]

- Análise cuidadosa das forças oclusais
- Aumento do número de implantes
- Colocação e distribuição precisas dos implantes
- Acompanhamento adequado

DE ACORDO COM O MODO DE FALHA

- Falta de osseointegração
- Estética inaceitável
- Problemas funcionais
- Problemas psicológicos

Falta de osseointegração

A osteointegração é definida como um contacto direto estabelecido entre o osso normal remodelado e uma superfície de implante sem a interposição de tecido não ósseo ou conjuntivo (FIG. 33).

Adell et al propuseram que a falta de osseointegração pode dever-se a

- Traumatismo cirúrgico
- Perfuração através do mucoperiósteo de cobertura durante a cicatrização
- Sobrecarga repetida com microfracturas do osso nas fases iniciais

A falta de osseointegração pode ocorrer durante as fases iniciais do tratamento devido à incapacidade de mineralização, que pode resultar de trauma cirúrgico, carga prematura, infeção e contaminação da superfície. Carter e Giori propuseram uma correlação entre a instabilidade do implante e a tensão de oxigénio. Este conceito afirma que, com a diminuição da tensão de oxigénio, ocorre uma mudança no potencial osteogénico da formação de osso para cartilagem ou de osso para fibrocartilagem, ao passo que a perda de osteointegração que ocorre mais tarde durante o curso do tratamento pode ser o resultado de sobrecarga ou infeção.[33]

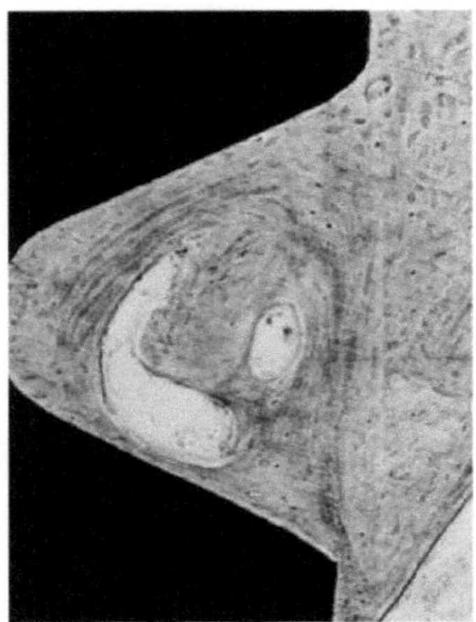

(FIG. 33) Secção histológica de um implante com crescimento ósseo em contacto íntimo com a superfície

Maarit A.M Solomen et al realizaram um estudo para estimar a possível causa da perda de osseointegração e concluíram que a idade avançada, o mau estado geral de saúde do paciente, as complicações nos procedimentos cirúrgicos e a higiene oral comprometida eram factores que contribuíam para tal.[41]

Num outro estudo, a sobrecarga oclusal foi proposta como o principal fator para a perda de osseointegração.[42]

Sinais de um implante falhado

- Telemóvel
- Fácil de remover com um contra-torque
- Zona radiolúcida fina à volta do aparelho radiograficamente
- Camada fina de tecido mole vista após a remoção do acessório

Problemas funcionais

A eficiência mastigatória de uma restauração implanto-suportada pode ser afetada por vários factores. Se a prótese implanto-suportada não cumprir essa função, considera-se que falhou devido a uma falha de função. O funcionamento adequado dos implantes depende de dois tipos principais de factores: relacionados com a ancoragem e relacionados com a prótese.[33]

- O fator relacionado com a ancoragem depende da integração de Osseo

    Altura marginal do osso

- O fator relacionado com a prótese depende de

    Conceção da prótese

    Esquema oclusal

Problemas estéticos

Um implante com uma osseointegração e biointegração bem sucedidas pode, ainda assim, ser um fracasso se a prótese final não proporcionar a estética ideal necessária. A não obtenção de uma estética adequada pode dever-se a várias razões, algumas das quais são imbatíveis.[33]

O resultado estético é afetado por quatro factores

- Colocação de implantes
- Gestão de tecidos moles
- Considerações sobre enxertos ósseos
- Considerações sobre próteses

Entre os factores mais críticos para alcançar a estética na região anterior está a diferença dimensional entre a cabeça do implante e a secção transversal cervical dos dentes naturais. Por conseguinte, a colocação incorrecta do implante e a gestão incorrecta dos tecidos moles à volta do implante resultarão num fracasso dramático que é imbatível.[33]

Outro fator importante na obtenção da estética é o contorno do rebordo no qual o implante é colocado. As considerações relativas ao enxerto ósseo devem ser aplicadas em conformidade, ou aparecerão irregularidades no rebordo após o tratamento protético, começando com covinhas e terminando em grandes defeitos. Finalmente, o facto de o protésico não conseguir reproduzir a dentição natural do doente na prótese final pode resultar num aspeto não natural.[33]

Problemas psicológicos

Devido às expectativas possivelmente elevadas do doente relativamente à estética, alguns doentes acreditam que os implantes dentários são uma réplica dos dentes naturais. Se estas expectativas não forem cumpridas, o doente pode ficar deprimido. A não satisfação das expectativas do doente e a não aceitação e satisfação com este tratamento serão definitivamente consideradas parte do fracasso. Devem ser utilizadas ferramentas educativas antes da cirurgia para dar ao doente uma imagem do seu aspeto após o tratamento.[33]

DE ACORDO COM O TIPO DE TECIDO DE SUPORTE

. Problemas de tecidos moles
. Perda óssea
. Perda de tecido mole e perda óssea

Problemas nos tecidos moles

Os tecidos marginais peri-abutment devem constituir uma barreira funcional entre o ambiente oral e o osso hospedeiro, protegendo o local de fixação óssea de agentes nocivos e de traumatismos térmicos e mecânicos. A perda gengival leva a uma recessão contínua à volta do implante com subsequente perda óssea. Isto conduzirá a uma falha do tipo tecido mole.[33]

Perda óssea

A perda de osso marginal ocorre tanto durante o período de cicatrização como após a ligação do pilar. A perda é contabilizada como o processo de remodelação do osso. A quantidade de perda óssea difere entre os dois períodos e entre os dois maxilares. A perda óssea na mandíbula é maior durante o período de cicatrização. Na maxila, a perda óssea é maior após a conexão do pilar. Estas diferenças podem dever-se à maior vascularização do maxilar, que permite uma remodelação mais rápida durante o período de cicatrização, e à natureza compacta da mandíbula, que suporta muito melhor as forças funcionais aplicadas após a conexão do pilar.[33]

Factores que contribuem para a perda óssea marginal -[33]

. Traumatismos cirúrgicos, tais como descolamento do periósteo e danos causados durante a perfuração
. Distribuição incorrecta da tensão causada por uma conceção protética defeituosa e trauma oclusal
. Reabsorção fisiológica da crista

. A gengivite, que, se progredir, levará à entrada de bactérias e das suas toxinas nas estruturas ósseas subjacentes.

Hobo et al efectuaram um estudo de dez anos em que a perda óssea marginal máxima é de aproximadamente 1,0 a 1,5 mm no primeiro ano após a cirurgia. Após cerca de 18 meses da cirurgia inicial, foi atingido um equilíbrio entre a reabsorção e a aposição óssea, que se fixou numa perda aproximada de 0,05-0,1 mm num ano. A perda óssea total durante um período de dez anos foi inferior a 1,0 mm numa situação normal.[43]

Perda de tecidos moles e de ossos

Embora sejam independentes, o tecido mole e o osso à volta dos implantes dentários são duas entidades distintas. Cada um deles, por si só, pode afetar a sobrevivência do implante, e cada um tem o seu próprio mecanismo de proteção do implante. Os tecidos moles à volta do implante dentário formam um selo biológico que protege a estrutura de suporte. A função final do tecido mole como barreira reflecte-se nas alterações a longo prazo da altura do osso marginal, sendo que a altura do osso marginal afecta diretamente o tecido mole peri-implantar.[33]

M. Esposito et al realizaram um estudo para investigar a composição celular dos tecidos moles em redor de implantes Branemark consecutivamente recuperados com falha tardia e descobriram que os implantes falhados estavam rodeados por um grande número de macrófagos, linfócitos e células plasmáticas, enquanto o tecido hiperplásico em redor de implantes estáveis se distinguia por um processo inflamatório agudo.[44]

Se a falha tiver início nos tecidos moles, considera-se normalmente que se deve a um fator bacteriano. No entanto, se a falha começar ao nível do osso, considera-se que se deve a um fator mecânico. Tanto o osso como os tecidos moles podem estar envolvidos em conjunto (Fig. 34).

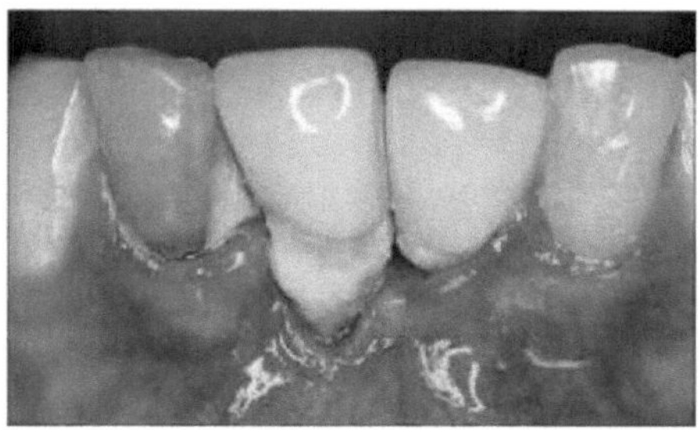

(FIG. 34) PERI-IMPLANTITE DEVIDO A DEPÓSITO DE CÁLCULO QUE LEVA AO ENVOLVIMENTO DOS TECIDOS MOLES E DO OSSO

SINAIS DE AVISO DE FALHA DO IMPLANTE 1. Desaperto do parafuso de ligação

2. Fratura do parafuso de ligação

3. Hemorragia e aumento da gengiva

4. Exsudados purulentos de grandes bolsas

5. Dor

6. Fratura de componentes protésicos

7. Perda óssea angular observada radiograficamente

8. Infeção de longa duração e descamação dos tecidos moles durante o período de cicatrização da primeira fase da cirurgia

Na maioria dos casos, o afrouxamento do parafuso de ligação é o principal sinal de aviso para a fase inicial da falha. Indica um aumento da carga nos componentes do implante ou um aumento do binário, como acontece nas substituições de um único dente. O afrouxamento do parafuso cria microgaps entre o pilar e a interface do implante e, subsequentemente, irrita a gengiva causando hemorragia e edema. Isto também pode ser causado por um micro movimento excessivo com um aumento subsequente das tensões. Se este processo for prolongado, conduzirá a um fracasso definitivo. Raramente se sente dor nas fases mais avançadas. A mobilidade, com ou sem exsudados purulentos, é a prova final da falência.[30]

CONSIDERAÇÕES PROTÉTICAS

Afrouxamento do parafuso/Fracturas do parafuso:

Mecânica dos parafusos:

Quando duas partes são apertadas por um parafuso, esta unidade é designada por junta roscada. O parafuso só se solta se as forças exteriores que tentam separar as partes forem maiores do que a força que as mantém juntas.[30]

As forças que tentam separar as peças são designadas por forças de separação das juntas. As forças que mantêm as peças juntas são designadas por forças de aperto. As forças de separação das juntas não precisam de ser completamente eliminadas para evitar o afrouxamento dos parafusos. As forças de separação devem apenas permanecer abaixo do limiar da força de aperto estabelecida. Se a junta não se abrir quando é aplicada uma força, o parafuso não se solta. Assim, há dois factores primários envolvidos na manutenção dos parafusos apertados :[30]

- Maximizar a força de aperto
- Minimizar as forças de separação das articulações

O binário pode permitir a separação da junta e resultar em falha por fadiga ou afrouxamento do parafuso. Um binário demasiado grande pode provocar a falha do parafuso ou o desgaste das roscas do parafuso (FIG. 35). O binário aplicado desenvolve uma força no interior do parafuso denominada pré-carga. A pré-carga do parafuso é igual em magnitude à força de aperto.[30]

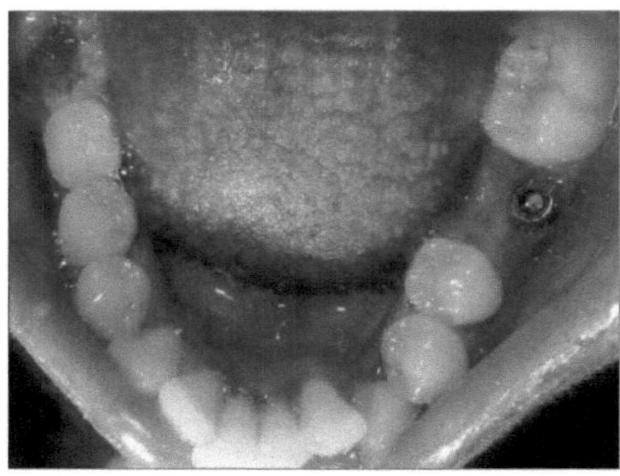

(FIG. 35) PARAFUSO FRACTURADO PRESO NO SUPORTE DO IMPLANTE

O valor de binário ideal pode ser calculado apertando um parafuso até este falhar; 75% deste valor é o binário ideal a aplicar ao parafuso. Desta forma, é possível desenvolver uma força de aperto significativa com um risco mínimo de fratura do parafuso.

Um estudo interessante que avaliou o efeito da experiência do operador na quantidade e consistência do binário gerado durante o aperto manual de componentes de implantes concluiu que os médicos dentistas devem utilizar algum tipo de instrumento mecânico de aplicação de binário para garantir um aperto consistente dos componentes de implantes devido à variação da sensação tátil do objeto de teste.[30]

A Misch recomendou que, aquando da entrega inicial do dispositivo de coping, o parafuso fosse apertado até cerca de dois terços a três quartos da força de binário final e, após 4 semanas, pode ser apertado até à força de binário total de 20 Ncm. Mais de 20 Ncm de força de torque pode levar à falha do implante, dependendo da superfície do implante utilizada (ou seja, mecânica, jato de areia e ácido, etc.). Um estudo referiu que as superfícies condicionadas com ácido resistiram melhor às forças de contra-torque do que as superfícies jacteadas ou mecânicas.[30]

A realidade clínica é que as restaurações de implantes estão continuamente sujeitas a forças de separação da articulação. Estas forças incluem:

a. Contactos centrados fora do eixo
b. Pilares angulares
c. Mesa oclusal larga
d. Contactos interproximais
e. Cantilvercontacts
f. Quadro não passivo

Minimização das forças de separação das articulações clínicas:

As forças de separação das articulações podem ser grandemente influenciadas pelo braço de momento através do qual a força é aplicada.

- Ângulos excessivos do implante ou cantilevers da prótese podem ampliar rapidamente os contactos cêntricos não alinhados com o eixo longo do implante e podem aumentar o braço de momento de separação da articulação. A colocação precisa do implante e o planeamento do tratamento são os primeiros passos cruciais para manter os parafusos dos implantes apertados.
- A oclusão desempenha um papel fundamental para manter os parafusos do implante apertados. O contacto em excursões laterais actua como forças de separação e deve ser evitado sempre que possível.
- As forças de separação mais frequentemente negligenciadas são os contactos cêntricos fora do eixo. Os contactos cêntricos normais nas pontas das

cúspides dos molares podem exceder o limiar da força de aperto, especialmente se a força oclusal geral gerada pelo paciente for grande. Esta teoria pode explicar a elevada incidência de desaperto de parafusos em molares de implantes unitários.

- Os contactos interproximais intensos também podem exercer forças laterais excessivas numa coroa de implante, resultando no afrouxamento do parafuso .[30]

Forças sobre implantes:

Os implantes e os componentes dos implantes toleram bem as forças verticais, mas não as forças de flexão lateral. A flexão resulta através da linha de fulcro que passa pelos pilares mais distais.[30]

Efeito tripé:

O efeito de tripé permite a colocação em cantilever: quanto maior for o tripé, maior é a resistência à flexão. Esta capacidade de suporte não é tão proeminente na prótese de curto alcance frequentemente observada no paciente parcialmente dentado devido à colocação em linha mais típica dos implantes, levando a uma maior flexão. A oclusão nas cúspides vestibulares cria uma linha de fulcro através dos centros dos 2 implantes. Uma razão para as tremendas taxas de sucesso observadas nas pontes fixas ancoradas no osso em pacientes edêntulos tem muito provavelmente a ver com os tripés maiores que são estabelecidos facilmente numa arcada edêntula (Fig. 36) '[30]

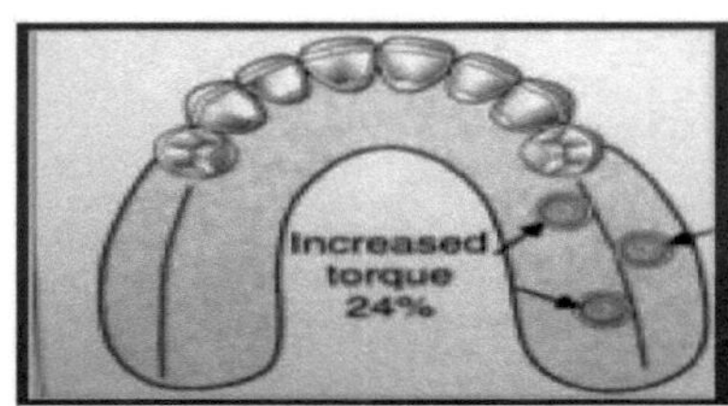

FIG. 36 Implante colocado 1,5 mm por vestibular e lingual em relação à linha central

Fratura de fixação:

Melvin S. Schwartz (2000) afirmou que a fratura do dispositivo de fixação é a falha mais catastrófica do hardware do implante, porque normalmente causa a perda do implante (Fig. 37). Quanto mais tempo os dispositivos de fixação são carregados, a incidência de fratura aumenta, demonstrando que a fadiga do metal e a subsequente fratura é um fenómeno que depende do tempo.

De acordo com uma análise retrospetiva, a grande maioria das fracturas de implantes ocorreu na região posterior, em combinação com cantilevers e bruxismo ou forças oclusais pesadas, levando a uma sobrecarga de flexão.

As fracturas de fixação podem ser minimizadas através da utilização de fixações de maior diâmetro, da utilização de uma terceira fixação e da deslocação da fixação de modo a obter um efeito de tripé. A maior dimensão das paredes dos implantes, em conjunto com a resistência superior do CPTi Tipo IV trabalhado a frio, produz um implante que é suficientemente forte para resistir a forças oclusais pesadas fora do eixo .[30]

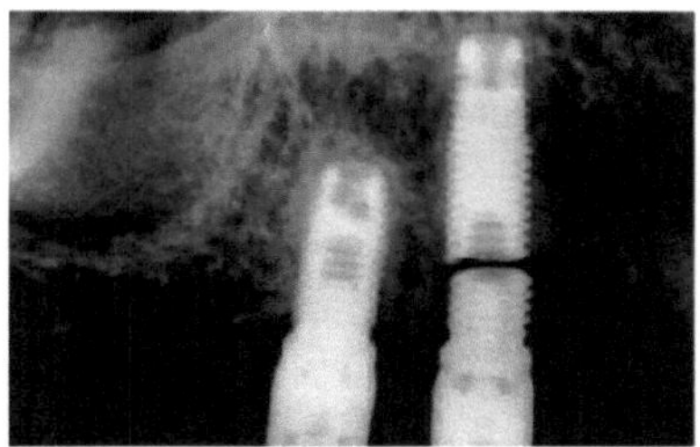

FIG. 37 Fratura do implante

Falha do implante retido em cimento: Estão associados a um conjunto único de desvantagens. Em primeiro lugar, é muito mais difícil remover uma restauração cimentada do que um implante aparafusado intacto se, por algum motivo, este se tiver partido ou o parafuso do pilar se tiver soltado. A outra desvantagem - e a que tende a causar mais problemas aos clínicos restauradores - é que a retenção do cimento abaixo da margem da mucosa pode levar a complicações catastróficas do implante (Fig. 38). O cimento do implante pode atuar como um corpo estranho na boca, funcionando como um nidus para a acumulação de placa bacteriana e cálculo. As lesões inflamatórias que se desenvolvem podem ser devastadoras e podem resultar numa perda óssea grave e até mesmo na perda da estrutura. As complicações causadas pelo cimento em casos de implantes são muitas vezes evitáveis se o clínico tomar as medidas adequadas para assegurar que não existe excesso de cimento abaixo da margem da mucosa. Os clínicos de restauração devem ser meticulosos nos seus procedimentos de remoção de cimento. Levin sugere que os clínicos acompanhem estes procedimentos com radiografias para garantir a remoção completa do cimento .[30]

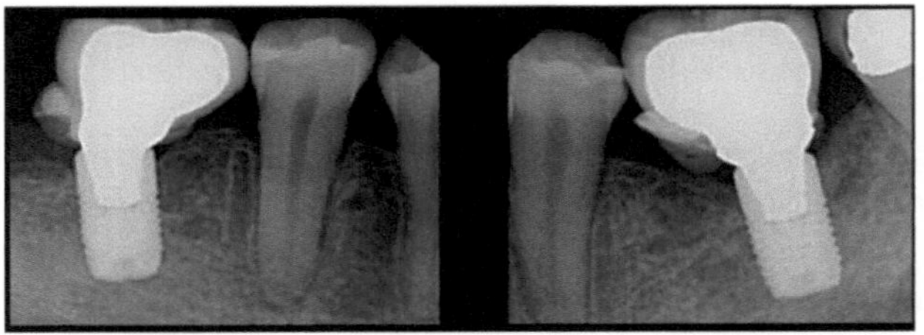

FIG. 38. Acumulação de cimento subgengivalmente levando à falha do implante

Factores de carga geométrica:

Os factores de carga geométrica que podem comprometer o apoio e resultar num aumento da flexão sobre a carga incluem

1. Menos de 3 implantes
2. Implantes ligados aos dentes
3. Implantes numa linha
4. Extensões em cantilever
5. Planos oclusais para além do suporte do implante
6. Rácio excessivo de coroa: implante

A disposição inclinada conduz a parafusos soltos, parafusos partidos, aumento da perda óssea e fratura do implante. A sobrecarga de um implante pode levar à reabsorção óssea marginal. Quando a reabsorção óssea excede as 3 roscas, a parte mais fraca do implante abaixo do encaixe do parafuso do pilar fica exposta e ocorre um aumento da sobrecarga do implante. Um padrão de perda óssea à volta dos implantes é descrito como "Cupping". Trata-se de uma reação à percolação do infiltrado inflamatório resultante da microabertura repetida das fissuras de fadiga iniciais. Deve suspeitar-se que ocorreu ou está a ocorrer uma fratura e deve ser examinada qualquer razão potencial para a sobrecarga.[30]

Relação coroa: implante:

As forças laterais numa restauração com um rácio coroa/implante grande são muito melhor toleradas numa restauração de arcada completa e não são bem toleradas ou não são de todo toleradas num paciente parcialmente edêntulo com os mesmos rácios. Em pacientes parcialmente edêntulos que sofreram reabsorção significativa na área, a reconstrução dos tecidos em falta com procedimentos de aumento deve ser considerada o tratamento de eleição antes da colocação e restauração de implantes (Fig. 39).[30]

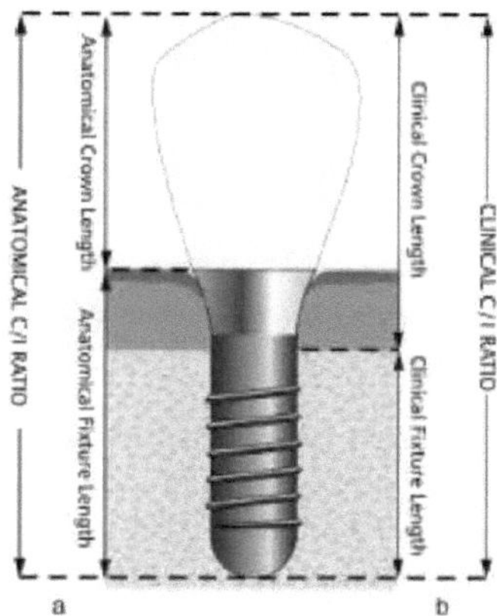

FIG. 39 Quanto maior for o rácio coroa-implante, maiores serão as tensões nos implantes

Desenho oclusal:

As mesas oclusais estreitas minimizam a flexão, impedindo que as forças ultrapassem demasiado a linha de fulcro. Quanto mais faciais as cúspides vestibulares forem colocadas na restauração do implante mandibular, mais afastadas ficam da linha de fulcro e mais a flexão é introduzida.[30]

As forças laterais sobre uma restauração de implante introduzem movimentos de flexão; por conseguinte, é importante estabelecer um contacto cêntrico sobre os implantes, mas não contactos laterais. Os dentes naturais remanescentes devem fornecer orientação lateral. Se for possível utilizar os dentes naturais para orientação lateral, devem estar presentes, no mínimo, três implantes para resistir às forças de flexão. Se forem aplicadas forças laterais numa restauração de 2 implantes, as forças de flexão resultantes não têm resistência. Por conseguinte, se estiverem presentes apenas 2 implantes, o desenho oclusal deve incluir mesas oclusais estreitas, ter apenas contactos cêntricos, centralizar os contactos cêntricos sobre os implantes tanto quanto possível e manter a inclinação da cúspide tão plana quanto possível.[30]

De modo a centralizar os contactos cêntricos o mais diretamente possível sobre os implantes para minimizar a flexão numa restauração posterior de implante mandibular, pode desenhar-se uma oclusão lingualizada em que as cúspides linguais maxilares contactam com a fossa central mandibular sem contactos com as cúspides vestibulares mandibulares. Também se pode considerar o desenvolvimento de um desenho de mordida cruzada quando necessário. Por outras palavras, as relações normais entre dentes não são as diretrizes para as restaurações com implantes. Qualquer desenho que seja necessário para minimizar a flexão é o desenho de eleição.[30]

Nos pacientes parcialmente edêntulos com implantes, existem dois sistemas de suporte distintamente diferentes e, embora os dentes possam mudar ao longo do tempo (aumentando ou diminuindo a sua capacidade de suporte), os implantes devem ter uma tendência para permanecerem iguais. No entanto, se os dentes alterarem a sua capacidade de suporte ao longo do tempo, as forças sobre o implante podem aumentar. É por esta razão que são necessários ajustes frequentes nos cuidados de acompanhamento (para diminuir o suporte oclusal da restauração do implante).[30]

O bruxismo é uma condição difícil, mas não impossível de tratar. É aconselhável controlar as forças oclusais destes pacientes ou manter um esquema oclusal constante que possa proteger a restauração do implante. Certamente que se um paciente com historial de bruxismo for tratado com implantes, deve ser informado de que as taxas de sucesso são consideravelmente mais baixas e os problemas de manutenção são consideravelmente mais elevados.[30]

Extracções estratégicas.

Sabendo da vantagem do efeito tripé, os clínicos são ainda mais agressivos do que antes na avaliação dos dentes adjacentes ao local edêntulo. Ao extrair estrategicamente o dente adjacente comprometido, elimina-se o potencial para mais tratamentos dentários num futuro próximo, mas também se melhora o design de suporte da restauração com implantes, colocando mais implantes e melhorando o efeito de tripé.[30]

A ponte fixa óssea ancorada suportada por implante final na mandíbula edêntula é uma das restaurações mais previsíveis que podemos fornecer em medicina dentária.

Restaurações de implantes unitários:

Nesta restauração, surgem mais problemas do que inicialmente previsto. Os problemas incluem parafusos soltos, parafusos fracturados, perda de osseointegração e implantes fracturados.

Percebeu-se que a restauração de molares num único implante introduzia momentos de flexão tremendos. A mesa oclusal de um molar de tamanho normal é relativamente grande em comparação com um implante de tamanho padrão. O potencial de flexão é enorme porque existe efetivamente um cantilever em todos os 360 graus. Mesmo que a mesa oclusal seja reduzida bucolingualmente, a dimensão mesial distal deve permanecer de tamanho normal para manter os contactos proximais se existir um dente natural em ambos os lados. Atualmente, estão disponíveis implantes de maior diâmetro com componentes de implante mais fortes. Os implantes de 5 mm de diâmetro proporcionam um implante mais forte (200% mais forte do que um implante de 3,75 mm de diâmetro). Uma plataforma mais larga proporciona uma superfície de assentamento ou base mais ampla para a restauração. Ao longo dos anos, os problemas de manutenção com implantes de tamanho padrão na região anterior não têm sido um problema quando comparados com a região molar. A necessidade de colocar implantes mais largos em detrimento de osso saudável não é tão grande como algumas pessoas pensam.[30]

Ligação de implantes dentários:

O dente, com o seu ligamento periodontal, apresenta uma certa mobilidade, enquanto o implante está rigidamente ancorado ao osso. Assim, o dente move-se ligeiramente antes de contrariar as forças aplicadas, enquanto o implante é carregado imediatamente. Estão bem documentados dois problemas de ligação dos implantes aos dentes.

1. Se uma estrutura rígida (implante) estiver ligada a uma estrutura não rígida (dente), a mais móvel das duas pode atuar como um cantilever e resultar na aplicação de uma carga acrescida à estrutura rígida.
2. Se for utilizado um conetor não rígido, há tendência para a intrusão de dentes.

A melhor solução é conceber a restauração para ser totalmente suportada por implantes e colocar um número adequado de implantes nas posições corretas. Qualquer dente próximo de um local edêntulo que necessite de ajuda deve ser extraído e devem ser colocados implantes adicionais.[30]

Capítulo 5

GESTÃO DE FALHAS DE IMPLANTES

Thomas J. Balshi resumiu as várias complicações fundamentais que surgem com o tratamento de osteointegração e sugeriu métodos para prevenir e resolver estas complicações. Ele dividiu as complicações em 6 categorias.[45]

1. Estética
2. Fonética
3. Funcional
4. Biológica
5. Mecânica
6. Ergonómico

Em cada categoria, pode existir uma variedade de complicações. O mesmo acontece com uma série de possibilidades de solução.

Estética:

Ao considerar a estética e os implantes osseointegrados, deve seguir-se a filosofia do grande inventor-filósofo de Filadélfia, Benjamin Franklin. "Um ponto no tempo salva nove". A prevenção é sempre o melhor remédio. A identificação de potenciais áreas problemáticas do ponto de vista estético antes da instalação dos acessórios permite frequentemente um planeamento alternativo e evita um tratamento mais complexo ou um retratamento numa data posterior[45] . Com a utilização de stents-guia, evita-se frequentemente a complicação estética mais frequente dos orifícios de acesso aos parafusos angulados facialmente.

A utilização de imagens de diagnóstico, incluindo pantografias, filmes cefalométricos laterais, bem como exames de tomografia computorizada, ajudam a determinar os locais de receção ideais para os acessórios de titânio. Com um osso disponível inferior ao ideal, a angulação divergente do eixo longo do fixador põe à prova as capacidades criativas do protésico[45] . Os fixadores inclinados labialmente criam o problema estético mais frequentemente encontrado no fabrico de uma prótese integrada de tecido fixo. As soluções protéticas fixas para os orifícios de acesso labial consistem em 2 métodos fundamentais. Um é a utilização de fundição dupla. A peça fundida primária é fixada diretamente aos acessórios ou aos conectores do pilar inclinados para a vestibular. Esta fundição contém um conjunto de roscas de parafuso de retenção posicionadas em extensões paralelas da estrutura para permitir que uma sobrefundição com dentes seja fixada com segurança, ocultando o segundo conjunto de orifícios de parafuso nas superfícies lingual ou oclusal. O segundo método para evitar os orifícios de acesso facial utiliza componentes intermédios concebidos para alterar a angulação do eixo longo da estrutura. Exemplos de tais componentes incluem o reabutment e o pilar angulado.

Efeitos da linha dos lábios:

As linhas labiais maxilares altas e mandibulares baixas podem apresentar um compromisso estético criado por uma perda óssea horizontal e vertical avançada, que exige um espaço entre a prótese tecidular integrada e o tecido da mucosa, ou por fratura do pilar, estrutura e visibilidade de outros componentes metálicos. Além disso, os rebordos residuais irregulares associados a extracções após a osseointegração de dispositivos previamente implantados requerem um mascaramento estético.[45]

A utilização de fachadas gengivais fixas alargadas em acrílico ou porcelana proporciona uma estética melhorada, mas muitas vezes torna a higiene oral mais difícil para a prótese integrada de tecido fixo. Uma solução alternativa para as complicações estéticas devidas ao alinhamento da fixação e à linha labial alta pode ser a utilização de uma sobredentadura suportada por implantes.[45]

Apoio facial:

O suporte labial é melhor determinado pela prótese pré-cirúrgica. As diretrizes tradicionais para a posição dos dentes é que estes sejam colocados sobre a crista do rebordo alveolar residual. Devido ao processo de reabsorção que se segue à perda de dentes, a crista do rebordo e a posição especial desses dentes criam normalmente uma arcada muito mais pequena e são posicionados mais para lingual do que a orientação anatómica da dentição natural. Em contraste, a estabilidade de ancoragem óssea da prótese de tecido integrado permite que os dentes protéticos sejam posicionados fora da crista do rebordo residual severamente atrófico. Com o restabelecimento da dimensão vertical oclusal e do cantilever facial dos dentes, é possível obter um suporte labial adequado. O resultado é uma melhor estética facial.

Os cantilevers faciais podem criar complicações quando a distância em cantilever é excessiva ou quando as formas oclusais exercem cargas que excedem os limites biomecânicos da interface de osseointegração.

A solução para esta complicação é multifacetada e inclui um planeamento preciso do tratamento, a avaliação da qualidade e quantidade de osso e a distribuição adequada da carga através da colocação optimizada de fixações numerosas e longas.[45]

Fonética:

Podem ocorrer complicações fonéticas se a posição espacial dos dentes protéticos for diferente da dentição natural ou se os doentes se adaptarem a longo prazo a uma prótese com uma má posição dentária. Os impedimentos de fala previamente existentes, tais como ceceio ou sons sibilantes, devem ser anotados nos registos e assinalados aos doentes. Também pode ser aconselhável registar a dificuldade de fala antes do tratamento. Estes registos reduzem os níveis de ansiedade, tanto para o doente como para o médico, após a entrega de uma prótese definitiva e a continuação de uma anomalia fonética.

Se os diagnósticos pré-cirúrgicos preverem uma emergência da unidade de ancoragem óssea numa posição palatina, podem ser efectuadas adições à prótese pré-cirúrgica para simular o volume adicional de material protético que um paciente pode experimentar com a prótese final nas áreas da sua ligação aos acessórios osteintegrados.[45]

Os pacientes também podem ter dificuldades fonéticas quando o espaço entre a prótese e o rebordo residual é excessivo. A utilização de conexões de pilar mais curtas ou a adição de material à prótese para fechar o espaço melhora frequentemente a dificuldade fonética.[45]

A prótese mandibular pode também proporcionar uma oportunidade para o comprometimento fonético. Os pacientes com edentulismo de longa duração, especialmente na parte posterior da mandíbula, apresentam frequentemente um aumento da língua. O reconhecimento precoce desta condição, com discussão pré-tratamento com o paciente, minimiza o potencial de frustração quando a rigidez confinante da prótese restringe a liberdade da língua. O aumento excessivo da língua pode exigir a redução cirúrgica da língua após a inserção da prótese tecidular integrada, se os pacientes não se conseguirem adaptar à sensação de confinamento da prótese.

A redução do espaço anterior da língua ou o impacto nas ligações musculares linguais tem sido sentida por pacientes com aparelhos com inclinação lingual. A alteração do alinhamento de emergência destes aparelhos ajuda a reduzir o impacto.[45]

Complicações funcionais:

Morder os lábios, as bochechas e a língua:

As complicações funcionais são mínimas, mas devem ser registadas, uma vez que a sua ocorrência é incómoda para o doente. A mordedura dos lábios, das bochechas e da língua são as complicações funcionais mais comuns nos doentes que sofreram edentulismo prolongado sem o benefício da substituição protética.

Pode ser necessário um aumento do overjet vestibular para corrigir a mordedura das bochechas ou dos lábios. O alargamento da forma da arcada posterior diminui a mordedura do bordo lateral da língua. No entanto, esta solução é limitada por considerações oclusais, aparência facial e parâmetros da linha do sorriso. A mordida na bochecha também pode ocorrer devido à perda de dimensão vertical. Por conseguinte, podem ser utilizadas talas para aumentar a dimensão vertical para corrigir o problema.[45]

Disfunção da ATM:

As incapacidades funcionais, como a disfunção da ATM, beneficiam frequentemente da restauração da dimensão vertical oclusal e do apoio dentário posterior proporcionado por próteses integradas em tecido afixado. No entanto, com uma disfunção articular grave de longa duração, a substituição dentária pode ser inadequada para proporcionar um conforto total. A solução para esta complicação pode ser uma terapia adicional com aparelhos oclusais ou cirurgia articular.

Hábitos parafuncionais:

Os hábitos parafuncionais, como o bruxismo e o cerramento, não são contraindicação para a terapia com implantes, mas influenciam o planeamento do tratamento. Estes podem produzir um esforço muscular acrescido ou mesmo espasmos. As técnicas de relaxamento, a fisioterapia e o tempo são frequentemente o tratamento mais adequado e conservador para esta condição.[45]

O hábito parafuncional também pode criar complicações mecânicas e biológicas relacionadas com os componentes protéticos, materiais e ferragens de ancoragem óssea ou com o estado de osseointegração, respetivamente.

Um diagnóstico pré-tratamento de bruxismo ou cerceio grave pode exigir a colocação de acessórios adicionais. O desenho mecânico de uma prótese integrada em tecido para pacientes com hábitos de bruxismo notórios deve reduzir a extensão em cantilever ou apoiar essas áreas com acessórios adicionais.[45]

Complicações biológicas

A prevenção de complicações depende do estabelecimento e da manutenção a longo prazo de um leito de implante saudável, do tecido mucoso circundante e da integridade da interface de osseointegração.

Enxertos ósseos:

O estabelecimento de um local recetor ósseo adequado para os acessórios de titânio depende de uma análise crítica da qualidade e quantidade de osso disponível. Quando a atrofia grave impede a colocação do acessório, pode ser utilizado o aumento do rebordo através de uma variedade de procedimentos de enxerto ósseo autógeno. Geralmente, pode ser necessário um período de 6 meses a 1 ano para uma cicatrização e maturação óssea adequadas após a colocação do enxerto.[45]

Substituição de implantes dentários anteriormente falhados:

O leito do implante também pode estar seriamente comprometido pela colocação prévia de outros implantes endósseos ou mesmo subperiosteais. No caso de implantes endósseos falhados, a remoção completa do encapsulamento dos tecidos moles, do tecido cicatricial pouco diferenciado, do tecido conjuntivo fibroso e do tecido de granulação associado, permeado por células inflamatórias e material supurativo, é fundamental não só para a cicatrização imediata, mas também para o estado a longo prazo do osso residual cicatrizado. Dependendo das dimensões do defeito ósseo criado pela remoção de um implante endósseo falhado, podem ser necessários 4 a 12 meses de cicatrização antes da instalação de um acessório no mesmo local.[45]

Após a remoção de implantes subperiosteais falhados, é necessário um período de recuperação. A remoção do tecido de granulação excessivo, do material supurativo e o encerramento e cicatrização completos da mucosa devem ser efectuados 4-6 semanas antes da instalação do acessório. Quando os implantes subperiosteais são removidos, uma complicação adicional de cicatrizes pesadas e anexos musculares alterados dificulta os procedimentos cirúrgicos e as reconstruções protéticas.

Em circunstâncias selecionadas, a colocação de dispositivos Branemark em áreas de osso saudável adjacentes a implantes endósseos falhados pode ser realizada com sucesso, se os implantes falhados forem necessários para manter temporariamente a estética e a função limitada enquanto ocorre a osteointegração dos dispositivos não laminados. Deve ser mantida uma distância mínima de 2 mm de qualquer área de radiolucência identificada em conjunto com um implante falhado para obter resultados de osteointegração previsíveis.

Pode ser necessária uma observação constante do doente e, frequentemente, uma terapia antibiótica para manter um estado controlado e verificado de uma resposta inflamatória em áreas de cirurgia recente.[45]

Feixe neurovascular alveolar inferior:

As estruturas anatómicas também podem comprometer o potencial para uma colocação bem sucedida do implante. A mandíbula posterior, em particular, apresenta um desafio significativo quando a atrofia grave deixa pouco ou nenhum osso superior ao canal alveolar inferior. A solução para o espaço limitado para a colocação de um acessório na mandíbula posterior inclui um planeamento de tratamento inicial detalhado e uma cirurgia cuidadosa para desobstruir o canal e mover o feixe neurovascular inferiormente antes da instalação do acessório.

O risco de parestesia acompanha sempre a colocação de acessórios mandibulares ou o tratamento associado ao feixe neurovascular. As fixações colocadas perto do canal alveolar inferior podem traumatizar a área o suficiente para criar uma parestesia transitória ou de longa duração (Fig. 40). O uso de tomografias com imagens reformatadas, como as fornecidas pelo software Dentascan, pode ser útil para identificar a posição do canal mandibular ou outros pontos anatómicos que restringem a colocação do acessório.[45]

Angulação da fixação e osso disponível:

O rebordo maxilar residual severamente atrófico e altamente reabsorvido apresenta muitos problemas desafiantes. A angulação do eixo longo dos acessórios tem de tirar partido de todo o osso disponível, mesmo que a angulação seja menos do que o desejável para o protésico. Se as estruturas forem colocadas a direito/verticalmente, existe a possibilidade de o ápice perfurar a placa labial do maxilar ou deixar apenas uma parede labial muito fina de osso no aspeto facial.[4]

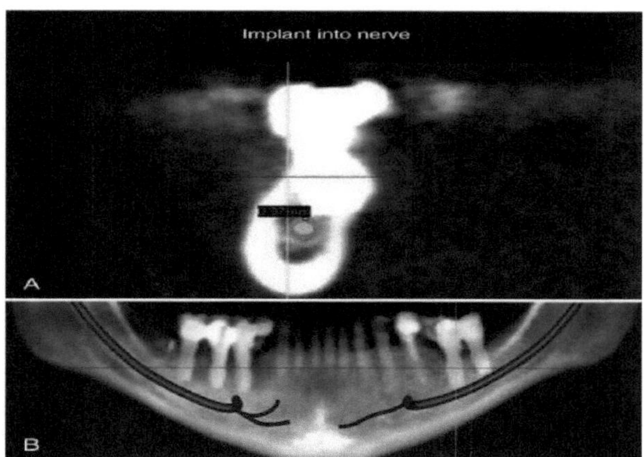

FIG. 40 A, Imagem em corte transversal de uma tomografia computorizada (TC) que mostra o implante a colidir com o canal do nervo alveolar inferior. B, Imagem panorâmica da tomografia computorizada que mostra o implante na área do primeiro molar inferior esquerdo a colidir com o canal do nervo alveolar inferior. O nervo está marcado através de traçado com software.

Dentes periodontalmente comprometidos:

Quando a osseointegração se destina a complementar ou substituir totalmente dentes periodontalmente comprometidos, mantendo o suporte do pilar durante o processo de osseointegração, devem ser considerados vários factores. As reconstruções concebidas para manter os dentes periodontalmente comprometidos dentro dos limites da prótese tecidular integrada devem incluir no projeto a possibilidade de recuperação completa da prótese e o potencial de modificação, caso a dentição natural seja perdida. A utilização de encaixes interligados, bem como de coifas telescópicas, desempenha um papel importante na conceção da prótese. O planeamento pré-cirúrgico deve delinear cuidadosamente a posição e a angulação do eixo longo dos acessórios a instalar. Os acessórios não devem ser instalados a menos de 2 mm da raiz periodontalmente comprometida mais próxima.[45]

Os problemas biológicos associados aos dentes periodontalmente comprometidos incluem uma potencial infeção periodontal, inchaço e dor associados aos dentes sem esperança. A terapia antibiótica e até mesmo a drenagem cirúrgica podem ser necessárias para manter um dente irremediável em função de um pilar san até que ocorra a osseointegração do acessório.

O princípio mecânico de estabilização do tripé deve ser utilizado ao selecionar os locais de colocação de fixações em ambos os maxilares. Uma linha reta de fixação proporciona pouco potencial para forças recíprocas entre a fixação e pode levar à osteointegração.

A desintegração ocorre quando são aplicadas forças de carga excessivas à interface titânio-osso. Esta condição é agravada pelo grau de cantilever facial necessário para um suporte adequado do tecido facial.

Outros factores que também desempenham um papel importante incluem a qualidade do osso e o potencial de cicatrização de doentes que possam ter condições sistémicas limítrofes, como discrasias sanguíneas, osteoporose avançada ou que sofram de alcoolismo crónico ou abuso de drogas.

As complicações mecânicas associadas aos dentes periodontalmente móveis são a fratura da prótese fixa provisória causada pelas forças de torção dos dentes pilares em movimento. O reforço e a reparação geralmente resolvem este problema e permitem que o paciente continue a usar uma prótese provisória fixa durante o período de cicatrização.[45]

Pós-radiação:

Os doentes previamente tratados para doenças malignas associadas ao esqueleto facial, especialmente na área de instalação prevista do acessório, devem ser observados durante 12 meses após o último tratamento de radiação antes da colocação do acessório. A utilização de oxigénio hiperbárico também pode ser considerada após a radioterapia em conjunto com a colocação do acessório.[45]

Complicações mecânicas:

Fracturas de parafusos protéticos:

As complicações mecânicas estão principalmente relacionadas com a incapacidade dos materiais protéticos para resistir às forças e tensões da função oral.

Quando as fracturas estão relacionadas com os materiais protéticos, como a fundição, a solução é utilizar uma espessura adicional da fundição metálica ou a alteração do desenho protético. Quando as fracturas ocorrem no sistema de componentes da articulação aparafusada, há uma forte indicação de uma discrepância no esquema oclusal ou, mais provavelmente, uma discrepância na precisão do ajuste da estrutura.[30]

A fratura pode ser antecipada quando é necessário um cantilever vestibular excecional para uma prótese integrada em tecido unilateral parcialmente edêntula. A solução para esta complicação pode exigir acessórios adicionais e uma nova prótese. Balshi et al sugeriram que estão disponíveis três métodos de tratamento para tratar um implante fracturado.

1. Remoção do dispositivo de fixação fracturado e substituição do dispositivo de fixação.
2. Modificação da prótese existente deixando a parte fracturada da fixação no lugar.
3. Modificação do dispositivo de fixação fracturado e refabricação de uma parte da prótese.

Parafuso do pilar dobrado ou fracturado:

Esta foi outra ocorrência comum observada em pacientes que foram tratados com sucesso usando uma prótese de tecido integrado com cantilevers posteriores. Normalmente, a solução para esta complicação requer a construção de uma nova prótese.

A fratura do parafuso do pilar ao nível da cabeça ou do colo do dispositivo de fixação requer uma modificação para a remoção do parafuso restante.

Corte uma ranhura no fragmento do parafuso do pilar e utilize a broca mais pequena (0,5 mm) para rodar o fragmento do parafuso do pilar para fora do dispositivo de fixação. Se o fragmento do parafuso do pilar não puder ser removido, pode ser difícil imobilizar o fragmento para remoção e danificar as roscas internas do dispositivo de fixação.[30]

Ergonomia:

Ferragens engolidas e aspiradas:

As complicações ergonómicas centram-se na capacidade de o médico manipular facilmente o componente cirúrgico e protético. Tal como em todos os procedimentos dentários, o potencial de laceração acidental ou lesão da mucosa e de outros tecidos orais está sempre presente quando são utilizados instrumentos de corte rotativos. A utilização adicional de parafusos minúsculos, chaves de parafusos e outros componentes pequenos apresenta riscos potenciais.[30]

Na maior parte dos casos, a ingestão acidental de ferragens passa normalmente com segurança pelo canal alimentar. A aspiração de componentes minúsculos para os pulmões constitui um problema mais complexo. Para evitar a deglutição ou aspiração acidental de componentes e instrumentos, o cirurgião e o protésico devem ser excecionalmente cuidadosos na manipulação dos componentes, bem como na posição da cabeça do paciente durante estes procedimentos.

Para evitar a perda acidental dos parafusos de impressão aquando da remoção da impressão principal, cada parafuso deve ser removido do cilindro de impressão e contabilizado antes da remoção da impressão da boca do doente.

Acesso ao instrumento:

A colocação de parafusos protésicos de ouro na parte posterior é muito melhorada pela utilização de chaves de parafusos contrangulares.[30]

Conceção de componentes:

Os parafusos protéticos de ouro com uma ranhura hexagonal interna foram concebidos para facilitar a colocação do parafuso em zonas da boca de difícil acesso. Um pequeno ponto de cera na ponta da lâmina hexagonal da chave dinamométrica estabiliza o parafuso durante a sua introdução no orifício de acesso.

Quando se utilizam pequenas chaves de fendas manuais, deve ser afixada uma ligadura de segurança na parte superior da chave de fendas que permita a sua fácil recuperação se este instrumento escorregar dos dedos quando o doente está numa posição reclinada.[30]

Capítulo 6

MANUTENÇÃO

A higiene adequada é fundamental, uma vez que uma má higiene oral tem sido relacionada com a perda óssea marginal. O controlo da placa deve começar imediatamente após a cirurgia de segunda fase e o doente deve compreender a importância e a necessidade deste aspeto do tratamento. A manutenção da higiene é fastidiosa e requer um esforço considerável, especialmente quando um doente tem uma prótese totalmente ancorada ao osso. Após a ligação do pilar à estrutura, forma-se um sulco entre o pilar e a mucosa. Um bom controlo da placa bacteriana é importante para prevenir complicações nos tecidos moles, como a gengivite. O desafio também envolve decisões sobre os vários instrumentos de higiene disponíveis. Cada doente pode não precisar de todos os dispositivos, mas estes são selecionados para satisfazer as necessidades específicas do doente. O profissional deve ajudar a avaliar e a selecionar os dispositivos que melhor se adequam às necessidades individuais.[30] Os implantes bem mantidos raramente apresentam espiroquetas subgengivais, um possível agente causador de danos nos tecidos moles e de impedimento da cicatrização. A população microbiana que rodeia os implantes deve ser minimizada ou eliminada e a placa bacteriana deve ser removida para garantir o sucesso a longo prazo. Um estudo recente referiu que a administração local de antibióticos como a tetraciclina tem um efeito marcadamente benéfico na peri-implantite e um efeito potencialmente positivo nos parâmetros clínicos e microbiológicos.[30]

Pode ser prescrita uma solução de clorexidina como enxaguamento, mas esta tem possíveis efeitos secundários que devem ser observados antes da utilização de rotina. Outros enxaguamentos incluem água salgada e elixires que ajudam a reduzir a acumulação de placa bacteriana. Se a manutenção da higiene for deficiente, não é aconselhável o encerramento "permanente" da prótese. Rever os procedimentos de higiene com o doente e reforçar o protocolo, se necessário. O doente deve ser colocado num calendário de três meses para avaliação e mais instruções até que o nível de cuidados seja satisfatório. A prótese pode ser removida e limpa com um aparelho de limpeza ultrassónico e, quando substituída intra-oralmente, os canais são selados temporariamente.

Se o doente estiver a manter um nível de cuidados satisfatório, a prótese, quer seja a prótese totalmente ancorada no osso ou a prótese parcial fixa parcialmente edêntula, pode ser selada "permanentemente". O doente deve ter um calendário de revisão de higiene de seis meses como padrão mínimo. Nas consultas anuais, o selamento permanente é removido e a prótese é limpa com um aparelho de limpeza ultrassónico.[30]

O tratamento da falha depende do tipo de falha e da sua causa. Se o fator causal puder ser eliminado na fase de implante doente ou de implante com falha, a situação pode ser revertida. A deteção precoce é o fator chave. No entanto, na maioria dos casos, um planeamento cuidadoso é a única solução.[30]

Remoção de implantes

- Falha de osseointegração
- Colocação fora do eixo
- Falha da prótese em cantilever
- Fratura do corpo do implante
- Problemas estéticos
- Peri-implantites

Terapia periodontal

Depende do tipo e da fase da falha. Geralmente, para além de um bom protocolo de cuidados em casa, é necessário um controlo periodontal regular. São utilizados scalers de plástico para a destartarização e o planeamento radicular. A perda óssea à volta dos implantes exige uma intervenção cirúrgica. A exposição da superfície do implante, uma destartarização completa e a colocação de material de enxerto ósseo fazem parte da terapia.

A higiene oral do doente pode incluir colutórios antimicrobianos e a utilização de escovas interdentárias manuais ou mecânicas para remover a placa bacteriana entre os implantes, especialmente nas áreas posteriores (Fig. 41). A escovagem com enxaguantes antimicrobianos permite que a solução antimicrobiana penetre em áreas que podem não ser acessíveis apenas com o enxaguamento.[30]
Uma vez que os fracassos dos implantes após a osteointegração resultam principalmente de peri-implantite, o regime de higiene oral do doente deve ser apoiado por um protocolo de recolha estabelecido pelo médico. As consultas de revisão de três em três meses permitem ao médico monitorizar os implantes quanto a inflamação adjacente, acumulação de placa e qualquer movimento observável que possa indicar perda de osseointegração. As radiografias periapicais efectuadas de seis em seis meses durante os primeiros dois anos servirão para documentar a perda óssea vertical ou a formação de radiolucência periimplantar. A segurança de todos os parafusos é assegurada de forma rotineira e regular, uma vez que o afrouxamento de uma prótese aparafusada pode permitir a entrada de bactérias e microorganismos.[30]

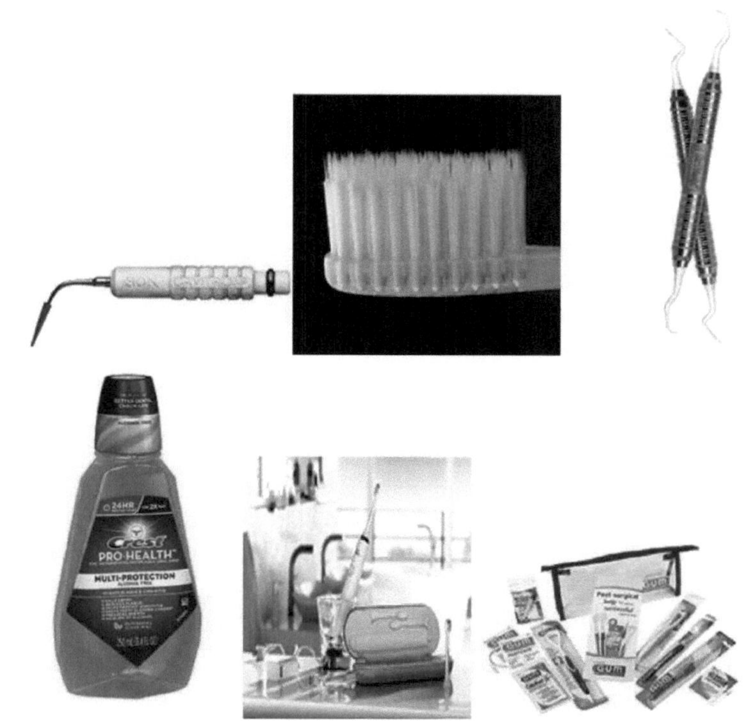

(FIG. 41) VÁRIOS INSTRUMENTOS UTILIZADOS PARA A MANUTENÇÃO DA HIGIENE DOS IMPLANTES

Capítulo 7

CONCLUSÃO

Desde a introdução do conceito de osteointegração, o sucesso dos implantes dentários tem aumentado drasticamente devido à melhor compreensão da resposta óssea e ao aperfeiçoamento do conceito de carga óssea, o que foi demonstrado por estudos clínicos longitudinais que relataram taxas de sucesso que variam entre 81% e 85% para a maxila e entre 98% e 99% para a mandíbula anterior. A seleção inadequada dos pacientes, a acumulação de placa bacteriana devido a uma higiene oral deficiente, a oclusão traumática, a retenção de detritos resultante de uma restauração protética inadequada e a preparação do osso sem a utilização de peças de mão arrefecidas internamente, com binário elevado e velocidade lenta têm sido os factores que contribuem para a quebra de implantes que, de outra forma, teriam sido bem sucedidos.

C. E. English indicou as razões para o insucesso dos implantes do ponto de vista biomecânico, que incluíam alavancagem, torção, sobrecarga oclusal e má higiene oral. O conceito de fracasso, para além da perda de integração, incluiu razões estéticas, funcionais e fonéticas. Para alcançar o sucesso, foram discutidas diferentes razões para os fracassos dos implantes, os seus factores contribuintes e a forma de prevenir esses fracassos.

O sucesso de um implante tem uma dimensão multifatorial. Muitas vezes, são muitos os factores que se conjugam para causar o fracasso final do implante. É necessário identificar a causa não só para tratar a condição atual, mas também como uma experiência de aprendizagem para tratamentos futuros. Uma recolha de dados adequada, o feedback do doente e uma ferramenta de diagnóstico precisa ajudarão a identificar a razão do fracasso. Uma intervenção precoce é sempre possível se forem efectuados controlos regulares.

Como alguém bem disse, não é o sucesso que obtemos, mas a forma como lidamos com situações complexas e fracassos, que determina a competência de um clínico. Sem dúvida, os insucessos são trampolins para o sucesso, mas não até que as suas etiologias sejam estabelecidas e a sua ocorrência seja evitada.

Afinal, como disse corretamente Henry Ford, ***"O fracasso é a oportunidade de começar de novo, de forma mais inteligente"***

BIBILOGRAFIA

1. Segil Karakoca Nemli, Merve Bankoglu Gungor, Cemal Aydın, Handan Yılmaz, Bilge Turhan Bal, Yeliz Ka§ko AricnAvaliação clínica e radiográfica do novo sistema de implantes dentários: Resultados de um estudo prospetivo de 3 anos.Journal of Dental Sciences2016;11: 29-34.
2. Porter J A, Fraunhofer J A. V.: Sucesso ou fracasso dos implantes dentários? Uma revisão da literatura com considerações sobre o tratamento.Gen Dent 2005 ;53:423- 32
3. Papaspyridakos P, Chen CJ, Singh M, Weber HP, Gallucci GO: Critérios de sucesso em implantodontia: uma revisão sistemática.J Dent Res 2012 ;91:242-8
4. Elias C N: Factores que afectam o sucesso dos implantes dentários, Implant Dentistry - A Rapidly Evolving Practice, Prof. User Turkyilmaz (Ed.)(2011), ISBN: 978-953-307-658-4, InTech
5. Ravald N, Dahlgren S, Teiwik A, Gro" ndahl K.: Avaliação a longo prazo dos implantes Astra Tech e Bra° nemark em pacientes tratados com pontes de arcada completa. Resultados após 12-15 anos. Clin Oral Implants Res2013 ;24(10)
6. Esposito M, Hirsch J-M, Lekholm U, Thomsen P: Biological factors contributing to failures of osseointegrated oral implants. (I) Critérios de sucesso e epidemiologia. EurJ Oral Sci 1998; 106: 527-551.
7. Lekholm U., Gunne J, Henry P, Higuchi K, Linden U, Bergstrom C., Steenberghe D.V.: Sobrevivência do implante Branemark em maxilares parcialmente edêntulos: um estudo multicêntrico prospetivo de 10 anos. Int J Oral Maxillofac Implants 1999;14:639-45.
8. Steenberghe V D, Quirynen M, Naert I, Maffei G, Jacobs R: Perda óssea marginal à volta de implantes que suportam sobredentaduras mandibulares articuladas, num seguimento de 4, 8 e 12 anos. J Clin Periodontol 2001; 28: 628-633. C Munksgaard, 2001.
9. Leonhardt A, Grondahl K, Bergstrom C, Lekholm U.: Long-term followup of osseointegrated titanium implants using clinical, radiographic and microbiological parameters.Clin Oral Implants Res 2002 ;13:127-32
10. Karoussis IK, Bragger U, Salvi GE, Borgin W, Lang NP: Effect of implant design on survival and success rates of titanium oral implants: a IO-year prospective cohort study of the ITI Dental Implant System.Clin Oral Implants Res2004 ;15:8-17.
11. Carlsson G E, Lindquist I W, Jemt T.: Perda óssea marginal periimplantar a longo prazo em pacientes edêntulos. Int J Prosthodont 2000;13:295-302.
12. Astrand P, Ahlqvist J, Gunne J, Nilson H: Tratamento com implantes de pacientes com maxilas edêntulas: um seguimento de 20 anos. Clin implant Dent Relat Res 2008 ;10:207-17

13. Ma S, Tawse-Smith A, Thomson WM, Payne AG: Marginal bθnβ | OSS Com overdentures de dois implantes mandibulares usando diferentes protocolos de carga e sistemas de fixação: Resultados de 10 anos.Int J Prosthodont2010 ;23:321- 32
14. Gotfredsen K.: Um estudo prospetivo de 10 anos de implantes dentários unitários colocados na maxila anterior.Clin Implant Dent Relat Res 2012 14:807.
15. DegidiM ,NardiD ,PiattelliA : 10-yearfollow up θf implantes imediatamente carregados com TiUnite poroso anodizado SUrfa β. Clin Implant Dent Relat Res2012 ;14:828-38.
16. Deporter DA, Kermalli J, Todescan R, Atenafu E: Desempenho de implantes sinterizados, porosos surfaced, press-fit após 10 anos de função na mandíbula posterior parcialmente edêntula. Int J Periodontics Restorative Dent 2012 ;32:563-70
17. Rocci A, Rocci M, Scoccia A, Martignoni M, Gottlow J, Sennerby L.: Carga imediata de próteses maxilares utilizando cirurgia sem retalho, colocação de implantes em posições pré-determinadas e restaurações provisórias pré-fabricadas. Parte 2:

um estudo clínico retrospetivo de ю anos. Int J Oral Maxillofac Implants 2012 ;27:1199-204.
18. Moeintaghavi A, Radvar M,Arab HR, Boostani HR, Ghiami E/Evaluation Of 3tθ 8 year treatment outcomes and success rates with 6 implant brands in partially edentulous patients. J Oral Implantol 2012 ;38:441-8
19. Mertens C, Meyer-BaumerA, Kappel H, Hoffmann J, Steveling HG: Utilização de implantes de 8 mm e 9 mm em rebordos alveolares atróficos: Resultados de 10 anos.Int J Oral Maxillofac implants 2012 ;27:1501-8.
20. Mendonga JA, Francischone CE, Senna PM, Matos de Oliveira AE, Sotto-Maior BS: Avaliação retrospetiva das taxas de sobrevivência de implantes dentários curtos esplintados e não esplintados em mandíbulas posteriores parcialmente edêntulas.J periodontol 2014 ;85:787-94.
21. Deporter D, Pharoah M, Yeh S, Todescan R, Atenafu EG: Desempenho de implantes de superfície porosa sinterizada de liga de titânio que suportam overdentures mandibulares durante um estudo prospetivo de 20 anos. Clin Oral Impl Res 2014;25:e189-e1952
22. maio p, de Araujo Nobre M, Lopes A.: Three-Year Outcome of Fixed Partial Rehabilitations Supported by implants Inserted with Flap or Flapless Surgical Techniques.J Prosthodont 2016 ;25:357-63
23. Carl E. Misch, Perel M R, Wang M, Sammartino G, Galindo-Moreno P, Trisi P, Steigmann M, Rebaudi A, Palti A, Pikos M A, Schwartz-Arad D, Choukroun J,

Gutierrez-Perez J, Marenzi G, Valavanis D K: Implant Success, Survival, and Failure: A Conferência de Consenso de Pisa do Congresso Internacional de Implantologistas Orais (ICOI). Implant Dent 2008;17:5-15.
24. Albrektsson T; Zarb G A.: Interpretações actuais da resposta osteointegrada: Significado clínico. IntJ Prosthodont 1993:6:95-10.5
25. Smith D.E., Zarb G.A.: Critérios para o sucesso de implantes endósseos osseointegrados. J PROSTHET DENT 1989;62:567-72).
26. Yeshwante B., Patil S., Baig N, Gaikwad S., Swami A., Doiphode M.: Implantes dentários - classificação, sucesso e fracasso - uma visão geral. (IOSR-JDMS) 2015:14:01-08.
27. Dao TT, Anderson JD, Zarb GA.: | A osteoporose é um fator de risco para a osteointegração de implantes dentários? Int J OralMaxillofac Implantes 1993;8:137-44
28. e | Askary AS, Meffert RM, Griffin T.: Porque é que os implantes dentários falham? (Parte I) Implant Dent 1999;8:173-85
29. Esposito M, Hirsch J-M, Lekholm U, Thomsen P.: Biological factors contributing to failures of osseointegrated oral implants. (II) Etiopatogénese. Eur JOral Sci 1998; 106: 721-764.
30. Misch C.E., Bedez M.W.: Contemporary Implant Dentistry. Segunda edição, Mosby, 329-343.
31. Jaffin R A ., Berman C L.: A perda excessiva de fixações Branemark em osso tipo IV. Uma análise de 5 anos. J periodontol 1991:62:2-4
32. Stagenga J T., Al-Shammari K F., Nociti FH: Desenho do implante dentário e a sua relação com o sucesso do implante a longo prazo. Implant Dent 2003;12:306- 307
33. e | Askary AS, Meffert RM, Griffin T.: Porque é que os implantes dentários falham? Parte II.Implant Dent 1999;8:265-77
34. Jemt T, Book K.: Desajuste da prótese e perda óssea marginal em pacientes edêntulos com implantes. Int J Oral Maxillofac Implants 1996;11:620-5
35. McGlumphy E A., Hyuseyin A.: (Implants in Dentistry) Essentials of endosseous implants for maxillofacial reconstructions. W.B. Saunders Company. 1997;87-94
36. Heydenrijik K., Meijer H J.A., Reijden Vander W A., Raghoebar G M., Vissink A., Stegenga B.: Microbiota em torno de implantes endósseos de forma radicular. Uma revisão da literatura. Int J Oral Maxillofac Implants 2002;17:829-839.
37. Truhlar R S.: Perimplantitis - Causas tratamento. Oral Maxillofac Surg Clin North Am 1998;10:299-308.
38. Rosenberg E S., Torosian J P., Slots J.: Microbial differences in two clinically distinct types of failures of osseointegrated implants. Clin Oral Imp Res1991;2:135-144.
39. Becker W., Becker B E., Newman M G., Neyman S.: Achados clínicos e

microbiológicos que podem contribuir para o insucesso dos implantes dentários. Int J Oral Maxillofacimplants 1990;5:31-38.

40. Klinge B, Hultin M, Berglundh T : Peri-implantite. Dent Clin N Am 2005:49:661-676

41. Salomen MAM, Oikeremen K, Vitanen K, Pernu H: Falhas na osseointegração de implantes endósseos. Int J Oral Maxillofac Implants 1993;8:92-97.

42. Isidor F.: Perda de osseointegração causada pela carga oclusal de implantes orais. Clin Oral Implant Res 1996;7:143-52.

43. Hobo S., Ichida E., Garcia L T.: Osseointegração e reabilitação oclusal. Quintessence Publishing Company 1996;7:143-52.

44. Esposito M., Thomsen P., Molne J., Gretzer C., Ericson L E., Lekholm U.: Imunohistoquímica dos tecidos moles que circundam as falhas tardias dos implantes Branemark Clin Oral Implant Res 1997;8: 352-366.

45. Balshi T J : Prevenção e resolução de complicações com implantes osseointegrados. Dent Clin N Am 1989;33;821-868.

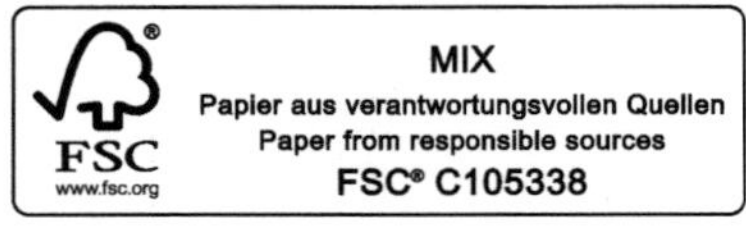

Printed by Books on Demand GmbH, Norderstedt / Germany